U0132064

浙派中医丛书·原著系列第二辑

金匮方论衍义

明·赵良仁 著

吴小明 校注

全国百佳图书出版单位

中国中医药出版社

·北京·

图书在版编目（CIP）数据

金匮方论衍义 /（明）赵良仁著；吴小明校注 . —北京：中国中医药出版社，2023.3

（浙派中医丛书）

ISBN 978 - 7 - 5132 - 8032 - 7

Ⅰ . ①金…　Ⅱ . ①赵…②吴…　Ⅲ . ①《金匮要略方论》—注释

Ⅳ . ① R222.32

中国版本图书馆 CIP 数据核字（2023）第 020448 号

中国中医药出版社出版

北京经济技术开发区科创十三街 31 号院二区 8 号楼

邮政编码　100176

传真　010-64405721

山东润声印务有限公司印刷

各地新华书店经销

开本 710×1000　1/16　印张 16　字数 177 千字

2023 年 3 月第 1 版　2023 年 3 月第 1 次印刷

书号　ISBN 978 - 7 - 5132 - 8032 - 7

定价　68.00 元

网址　www.cptcm.com

服 务 热 线　010-64405510

购 书 热 线　010-89535836

维 权 打 假　010-64405753

微信服务号　zgzyycbs

微商城网址　https://kdt.im/LIdUGr

官 方 微 博　http://e.weibo.com/cptcm

天猫旗舰店网址　https://zgzyycbs.tmall.com

如有印装质量问题请与本社出版部联系（010-64405510）

《浙派中医丛书》组织机构

指导委员会

主 任 委 员　王仁元　曹启峰　谢国建　朱　炜　肖鲁伟

　　　　　　　范永升　柴可群

副主任委员　蔡利辉　曾晓飞　胡智明　黄飞华　王晓鸣

委　　　员　陈良敏　郑名友　程　林　赵桂芝　姜　洋

专 家 组

组　长　盛增秀　朱建平

副组长　肖鲁伟　范永升　连建伟　王晓鸣　刘时觉

成　员（以姓氏笔画为序）

　　　　王　英　朱德明　竹剑平　江凌圳　沈钦荣

　　　　陈永灿　郑　洪　胡　滨

项目办公室

办公室　浙江省中医药研究院中医文献信息研究所

主　任　江凌圳

副主任　庄爱文　李晓寅

总　序

　　浙江位居我国东南沿海，地灵人杰，人文荟萃，文化底蕴十分深厚，素有"文化之邦"的美誉。就拿中医中药来说，在其发展的历史长河中，历代名家辈出，著述琳琅满目，取得了极其辉煌的成就。

　　由于浙江省地域不同，中医传承脉络有异，从而形成了一批各具特色的医学流派，使中医学术呈现出百花齐放、百家争鸣的繁荣景象。其中丹溪学派、温补学派、钱塘医派、永嘉医派、绍派伤寒等最负盛名，影响遍及海内外。临床各科更是异彩纷呈，涌现出诸多颇具名望的专科流派，如宁波宋氏妇科和董氏儿科、湖州凌氏针灸、武康姚氏世医、桐乡陈木扇女科、萧山竹林寺女科、绍兴三六九伤科，等等，至今仍为当地百姓的健康保驾护航，厥功甚伟。

　　值得一提的是，古往今来，浙江省中医药界还出现了为数众多的知名品牌，如著名道地药材"浙八味"，名老药店"胡庆余堂"等，更是名驰遐迩，誉享全国。由是观之，这些宝贵的学术流派和中医药财富，很值得传承与弘扬。

　　有鉴于此，浙江省中医药学会为发扬光大浙江省中医药学术流派精华，凝练浙江中医药学术流派的区域特点和学术内涵，由对浙江中医药学术流派有深入研究的浙江中医药大学原校长范永升教授亲自领衔，凝心聚力，集思广益，最终打出了"浙派中医"这面能代表浙江省中医药特色、优势和成就的大旗。此举，得到了浙江省委省政府、浙江省卫生健康委员会和浙江省中医药管理局的热情鼓励和大力支持。

《中共浙江省委 浙江省人民政府 关于促进中医药传承创新发展的实施意见》提出要"打造'浙派中医'文化品牌，实施'浙派中医'传承创新工程，深入开展中医药文化推进行动计划。加强中医药传统文献研究，编撰'浙派中医'系列丛书"。浙江省中医药学会先后在省内各地多次举办有关"浙派中医"的巡讲和培训等学术活动，气氛热烈，形势喜人。

浙江省中医药研究院中医文献信息研究所为贯彻习近平总书记关于中医药工作的重要论述精神和《中共浙江省委 浙江省人民政府 关于促进中医药传承创新发展的实施意见》，结合该所的专业特长，组织省内有关单位和人员，主动申报并承担了浙江省中医药科技计划"《浙派中医》系列研究丛书编撰工程"，省中医药管理局将其列入中医药现代化专项。在课题实施过程中，项目组人员不辞辛劳，在广搜文献、深入调研的基础上，按《浙派中医丛书》编写计划，分原著系列、专题系列、品牌系列三大板块，殚心竭力地进行编撰出版，我感到非常欣慰。

我生在浙江，长在浙江，在浙江从事中医药事业已经五十余年，虽然年近九秩，但是继承发扬中医药的初心不改。我十分感谢为编写《浙派中医丛书》付出辛勤劳作的同志们。专著的陆续出版，必将为我省医学史的研究增添浓重一笔；必将会对我省乃至全国中医药学术流派的传承和创新起到促进作用。我更期望我省中医人努力奋斗，砥砺前行，将"浙派中医"的整理研究工作做得更好，把这张"金名片"擦得更亮，为建设浙江中医药强省做出更大的贡献。

葛琳仪

写于辛丑年孟春

注：葛琳仪，国医大师、浙江中医学院原院长

前　言

　　"浙派中医"是浙江省中医学术流派的概称，是浙江省中医药学术的一张熠熠生辉的"金名片"。近年来，在上级主管部门的支持下，浙江省中医界正在开展规模宏大的浙派中医的传承和弘扬工作，根据浙江省卫生健康委员会、浙江省文化和旅游厅、浙江省中医药管理局印发的《浙江省中医药文化推进行动计划》（2019—2025年）的通知精神，特别是主要任务中打造"浙派中医"文化品牌——编撰中医药文化丛书，梳理浙江中医药发展源流与脉络，整理医学文献古籍，出版浙江中医药文化、"浙派中医"历代文献精华、名医学术精华、流派世家研究精华、"浙产名药"博览等丛书，全面展现浙江中医药学术与文化成就。根据这一任务，2019年浙江省中医药研究院中医文献信息研究所策划了《浙派中医丛书》（原著、专题、品牌系列）编撰工程，总体计划出书60种，得到浙江省中医药现代化专项的支持，立项（项目编号2020ZX002）启动。

　　《浙派中医丛书》原著系列指对"浙派中医"历代文献精华，特别是重要的代表性古籍，按照中华中医药学会2012年版《中医古籍整理规范》进行整理研究，包括作者和成书考证、版本调研、原文标点、注释、校勘、学术思想研究等，形成传世、通行点校本，陆续出版，尤其是对从未整理过的善本、孤本进行影印出版，以期进一步整理研究；专题系列指对"浙派中医"的学派、医派、中医专科流派等进行系统介绍，深入挖掘其临床经验和学术思想，切实地做好文献为临床服务；品牌系列指将名医杨继洲、朱丹溪，名店胡庆余堂，名药"浙八味"等在浙江地域甚至国内外享有较高知名度的人、物进行整理研究编纂成书，突出文化内涵和打造文化品牌。

《浙派中医丛书》从 2020 年启动以来，得到了浙江省人民政府、浙江省卫生健康委员会、浙江省中医药管理局的大力支持，得到了浙江省内和国内对浙派中医有长期研究的文献整理研究人员的积极参与，涉及单位逾十家，作者上百位，大家有一个共同的心愿，就是要把"浙派中医"这张"金名片"擦得更亮，进一步提高浙江中医药大省在海内外的知名度和影响力。

2020 年至今，我们经历了新冠肺炎疫情，版本调研多次受阻，线下会议多次受影响，专家意见反复碰撞，尽管任务艰巨，但我们始终满怀信心，在反复沟通中摸索，在不断摸索中积累，继原著系列第一辑刊印出版后，原著系列第二辑、专题系列、品牌系列也陆续交稿，使《浙派中医丛书》三个系列均有代表著作问世。

还需要说明的是，本丛书专题系列由于各学术流派内容和特色有所不同，品牌系列亦存在类似情况，本着实事求是的原则，各书的体例不强求统一，酌情而定。

科学有险阻，苦战能过关。只要我们艰苦奋斗，协作攻关，《浙派中医丛书》的编撰工程，一定能胜利完成，殷切期望读者多提宝贵意见和建议，使我们将这项功在当代，利在千秋的大事做得更强更好。

《浙派中医丛书》编委会

2022 年 4 月

校注说明

　　《金匮方论衍义》约成书于明洪武元年（1368），共 3 卷，明·赵良仁著。赵良仁（1315—1395），字以德，号云居，元末明初医家。浙江浦江（今属浙江省金华市）人。赵氏与明初名儒戴良、宋濂同乡，一同师事大儒柳贯，为同门，后以师命受学于义乌名医朱丹溪，又与当时浦江戴士垚、戴思恭父子为同门，由是尽得丹溪之传，名动浙东西。赵氏著有《金匮方论衍义》《医学宗旨》《丹溪药要》等书，其中《医学宗旨》已佚。《浦江县志·艺文》将上述三书误为赵良本所撰，把赵良仁与赵良本误为一人。赵良本，字立道，号太初子，为良仁兄。良本、良仁与戴思恭同日就学于朱丹溪，均为丹溪高弟。生平事迹《浦阳赵氏宗谱》有载。

　　《中国医籍补考》刘时觉按云：《金匮衍义方论》"是世之最早注《金匮》者，未有梓本行世，传抄甚少，又多遗阙"，有学者考《郑堂读书记》《皕宋楼藏书志》《四库全书总目》《四部总录医药编》《中国医学书目》《续中国医学书目》等均未载录此书。《中国医籍考》卷三十八只录书名，标为"未见"。而《中国医学大辞典》载："《金匮方论衍义》，明赵以德撰，此书不甚行于世。"至北京图书馆 1961 年 9 月出版的《中国图书联合目录》始载："《金匮方论衍义》，三卷，赵以德（良仁）衍义，抄本，藏于中国科学院图书馆。"同时发现中国中医科学院图书馆亦藏三卷《衍义》之抄本，此本据中国中医科学院图书馆馆藏书目所载为清同治十二年（1873）抄本。其后，在杭州图书馆发现三卷抄本（有陈子濂补注）。因此，本书共发现三种抄本。本次整理以中国中医科学院图书馆藏清同治十二年（1873）抄本为底本，以中国科学院国家科学图书馆藏抄本为主校本（以下简称中科院本），以杭州图书馆藏抄本（以下简称杭图本）和周扬俊《金匮玉函经二注》（以下简称《二注》）为参校本，以原书所援引《黄帝内经》《伤寒论》《金匮要略》和诸家学说部分，作为他校。具体校注原则如下：

1. 原书为繁体字竖排，现改为简体字横排，并加以现代标点。凡指文字方位的"右""左"，均相应地径改为"上""下"。

2. 异体字，俗写字，古字径改。通假字不改，出注，予以书证。

3. 《金匮方论衍义》（以下简称《衍义》）中《金匮要略》（以下简称《金匮》）条文之讹，异于《金匮》者，若注文据所异之词阐释，则原文不动，出校记提示《金匮》原文，否则据《金匮》（人民卫生出版社影印赵开美本，1956）改，亦出校说明。

4. 《衍义》方剂与《金匮》相比，药序互异，无碍方义者，从《衍义》，不出校记。药量互异，若剂量相等，仅单位有异，则从《衍义》，出校说明；《衍义》多将《金匮》中剂量相同之数药合并写出，从《衍义》，不出校。

5. 对难读难认的字，注明读音，一般采取拼音和直音相结合的方法标明之，即拼音加同音汉字。

6. 对费解的字词、成语、典故等，予以注释，用浅显的文句，解释其含义。只注首见者，凡重出的，则不重复出注。

7. 原书正文之上、中、下三卷卷首原有"汉张仲景方论 明赵以德衍义"，现统一删除。

8. 原书部分文字漫漶，以虚阙号补入。

目　录

卷　上

┃卷　上┃

脏腑经络先后病证脉第一

论十三首　脉证二条

问曰：上工治未病，何也？师曰：夫治未病者，见肝之病，知肝传脾，当先实脾。四季脾王不受邪，即勿补之。中工不晓相传，见肝之病，不解实脾，惟治肝也。夫肝之病，补用酸，助用焦苦，益用甘味之药调之。酸入肝，焦苦入心，甘入脾。脾能伤肾，肾气微弱，则水不行；水不行，则心火气盛，心火气盛则伤肺①；肺被伤，则金气不行；金气不行，则肝气盛，肝气盛则肝自愈②。此治肝补脾之要妙也。肝虚则用此法，实则不在用之。经曰：毋虚虚毋实实③，补不足，损有余，是其义也。余脏准此。

论曰：经谓五脏相传者，必是脏气因邪并之，邪正相合，发

---

① 心火气盛则伤肺：《金匮》作"则伤肺"。

② 肝气盛则肝自愈：杭图本及《金匮》作"则肝自愈"。中科院本作"而肝自愈"。

③ 毋虚虚毋实实：中科院本、杭图本及《金匮》作"虚虚实实"。

动则有余，故得传于不胜也。今乃云肝虚之病，知其传脾。然肝虚必弱，弱则必为所胜者克，奚能传于不胜也？《脏气法时论》曰：肝欲补，急食辛以补之；欲泻，以酸泻之。今云肝虚之病，补用酸，又奚为《内经》相反也？试尝思之，《金匮要略》首篇之所叙者，由人禀五行气味以成形，形成则声色渐著，于是四者日行变化于身形之中，未尝斯须离也。遂次第列于篇首，以为治病之规范，此条特明于味者尔。夫阴阳者，在天为风、寒、湿、热、燥、火之气，在地成水、火、木、金、土之形，在物化辛、酸、咸、苦、甘之味。是故人之五脏，从五行生数，配其奇偶，互成体用。天一生水，在体为精，在气为寒。地二生火，在体为神，在气为热。精与神配，寒与热合，二者形之始著，自合一奇偶也。天三生木，在体为魂，在气为风。地四生金，在体为魄，在气为燥。魂与魄合，风与燥配，居形生成之中，亦合奇偶。然生物者气也，成之者味也，以奇生则成而偶，以偶生则成而奇。寒之气坚，故其味可用咸以收。燥之气收，故其味可用成以软。热之气软，故其味可用苦以坚。风之气散，故其味可用酸以收。燥之气收，故其味可用辛以散。土兼四时，行无定位，无专性，阴阳冲气之所生，故其味甘以缓。《洪范》亦曰：稼穑作甘。味之成者，为体；气之成者，为用。有诸体而行诸用。故肝木者必收之而后可散，非收则体不立，非散则用不行，用不行则衰，衰则从体而收，遂致体用所偏之气皆足以传于不胜也。偏于体不足者，必补酸以收之；偏于用不足者，必补辛以散之。故补体者必泻其用，补用者即泻其体。因知《内经》云辛补，为其用也；仲景云酸补，为其体也。虽然非仲景之言，亦出《内经》。《内经》谓风生木，木生酸，酸生肝，岂非酸乃肝之本味？以本味补本体，不待言而可知。故上言特论补泻其用之行变化者，亦不可以为仲景相反也。又云弱水壮火，使金气不行则肝气自愈者，水乃木之母，火乃木之子，此即母能令子虚，子能令母实之义，由子克退鬼贼故也。然不止此一法。又有所谓虚则补其母，实则泻其子。二者之法，常对待而言，为五行逆顺而设。逆行则相胜，顺行则相生。治相胜者，则当弱水壮火。治相生者，则当益水泻火。水能生木，于木虚者便当补水，水盛则木得受其所生矣。于木实者便当泻火，火退则金气来制而木平矣。仲景谓肝虚用此，实则不用者，意亦在是。观夫《内经》治胜复之气，于既复之后两气皆虚，必补养安全而平定之，使余之气自归其所属，少之气自安其所居。初胜之际，其气为实，则泻其有余。由是而言，仲景此条之意又未必不似于斯也。

夫人秉五常，因风气而生长。风气虽能生万物，亦能害万物。如水能浮舟，亦能覆舟。若五脏元真通畅，人即安和。客气邪风，中人多死。千般疢难，不越三条。一者经络受邪入脏腑，为内所因也。二者四肢九窍，血脉相传，壅塞不通，为外皮肤所中也。三者房室金刃虫兽所伤。以此详之，病由都尽。若人能慎养，不令邪风干忤经络，适中经络未流传①，腑脏即医治之。四肢才觉重滞，即导引吐纳，针灸膏摩，勿令九窍闭塞。更能无犯王法，禽兽灾伤，房室勿令竭乏，服食节其冷热苦酸辛甘，不遗形体有衰，病则无由入其腠理。腠者，是三焦通会元真之处，为血气所注。理者，是皮肤脏腑之文理也。

论曰：此条举生身之气而言。所谓五常者，五行经常之气

---

① 流传：原作"传流"，倒文，据《金匮》及中科院本、杭图本乙正。

也。上应列宿，在地成象，名曰刚柔，金、木、水、火、土也。在天无质，名曰阴阳，风、寒、湿、热、燥、火也。人在气交中，禀地之刚柔，以成五脏百骸之形。禀天之阴阳，以成六经之气。形气合一，神机发用，驾行谷气，出入内外，同于天度。升降浮沉，应夫四时，主宰于身形之中者，谓之真元。其外感者皆客气也。主客之气，各有正有不正。主气正则不受邪，不正则邪乘之。客气正则助其生长，不正则害之。主气不正者，由七情动中、服食不节、房欲过度、金刃虫兽，伤其气血，尽足以虚之。客气之不正者，由气运兴衰，八风不常，尽足以虚之。客气伤人，或谓风寒湿热燥火，俱有德化，政令行于时，和则化，乖则变，变则眚①，岂独风能生能害于物哉？今仲景止言风而不及于五气，何也？曰：阴阳在天地间，有是气即有是理。人禀是气即以为命，受是理即以为性。若仁者乃风木之理，风木者乃仁之气。先儒且言：仁者，天地生物之心，兼统五常之性。其风木者，亦天地生物号令之首，必兼统五常之气，五气莫不待其鼓动以行变化。故《内经》曰：之化之变，风之来也。大抵医之独言风，犹儒之专言仁也。《内经》又曰：八风发邪，以为经风，触五脏。《灵枢》曰：虚邪不能独伤人，必因身形之虚而后客之。又云：风寒伤人，自经络传入经脉肌肉筋骨。内伤五脏②，仲景所谓人能慎养，不令邪中，为内外所因者，盖取诸此以分表里者也，非后世分三因之内因也，语同而理异。三因之内因，由七情房室，虚其元真，以致经络脏腑之气自相克伐者也。

---

① 眚（shěng）：眼睛生翳。
② 内伤五脏：原作"内经五脏"，文意不通，中科院本作"内伤五脏"，杭图本作"内入腑脏"。

问曰：病人有气色见于面部，愿闻其说。师曰：鼻头色青腹中痛，苦冷者死。一云腹中冷，苦痛者死。鼻头色微黑者，有水气。色黄者，胸上有寒。色白者，亡血^①也。设微赤，非时者死。其目正圆者，痉不治。又色青为痛，色黑为劳，色赤为风，色黄者便难，色鲜明者有留饮。

论曰：青者，肝之色。肝苦急，急则痛。苦冷者，是厥阴夹其肾水为寒，寒极则阳亡，阳亡则死。微黑者，肾之色也。肾属水，水停则色微黑而不炱^②。若炱者，是水胜火而血死。黄者脾之色，脾主土，输谷气于上焦，以化营卫。今胸中有寒，谷气不化，郁为胃热，显出黄色，黄为中焦蓄热。今不谓中焦热，而谓胸上有寒者，乃指其致病之本而言也。白者，肺之色。肺主上焦，以行营卫，营之色充则面华，不充则面白，故知其亡血也。赤为火色，若非火令之时，加于白色之上，是火重来克金也，故死。目通于肝，眼皮属脾，其肺金不能制木，风木得以自盛，反胜脾肺，是故风急则眼皮敛涩，目为之正圆，甚则筋强肉重而成痉。痉由木贼土败，故亦不治。虽然，色不可一例取。其又云青为痛者，与上文义同。黑为劳者，房劳也。入房太甚，竭精无度，情火炽而肾水乏，则又与上文水气之黑异矣，此属之火也。火之色虽赤，然是火发于肾水之中，故不赤而反黑。且黑必枯燥，不似水气之黑，黑而光泽也。赤为风者，由热生风，子令母实故也。黄为便难者，以中焦热燥其液，肠胃不润，是以便难。然是黄色，必枯而不泽。所以又谓若鲜明者为留饮，留饮以津液不行，滞其谷气，化热致黄也。虽然，同此论也。乃考夫《内

---

① 亡血：原作"血亡"，倒文，据《金匮》及中科院、及杭图本乙转。
② 炱（tái 台）：形容颜色如烟气凝积而成的黑灰。

经》，其五色又有从观于面，察于目。谓面黄目青，面黄目赤，面黄目白，面黄目黑，皆不死。面青目赤，面赤目白，面青目黑，面黑目白，面赤目青，则皆死。又谓青如翠羽，赤如鸡冠，黄如蟹腹，白如豕膏，黑如乌羽者，是生色也。青如草滋，赤如衃血，黄如枳实，黑如炲煤，白如枯骨，是死色也。色见又有从五脏分部颜颊鼻颐者，如《刺热篇》谓赤色是也。由是推之，五脏善恶之色，更必有随其气，显露其色，各于其所司目唇鼻窍之内外者。盖仲景欲明望色知病之道，故举此略耳。

师曰：病人语声寂然，喜惊呼者，骨节间病。语声喑喑然，不彻者，心膈间病。语声啾啾然，细而长者，头中病。一作痛。

论曰：此条举听五行之病声而言。所谓寂然者，不欲语而默默处也。夫阴静而阳躁，此病在厥阴，故好寂然也。厥阴在志为惊，在声为呼，在体为筋。筋束关节，所以厥阴之病喜惊。在声为呼，则知其病在骨节也。喑喑然，不彻者，声出不扬也。盖肺主气，膈乃肺之部，宗气行呼吸出入升降于是焉。语声之不彻，则知其气不得升，是心膈之有病也。啾啾者，小声啾啾也，细而长者，其气起自下焦，从阴则细，道远则长。盖是巨阳主气，少阴与之为表里，巨阳有邪，则少阴上从而逆于巅。肾在声为呻，阳主躁，故呻吟之声从阳变而为啾唧细长也。巨阳脉在头，是为头中病，亦仲景特发听声察病之一法耳。若更推而广之，则五音之宫、商、角、徵、羽，五声之呼、笑、歌、哭、呻之变，皆可求五脏表里虚实之病。五气之邪，尤医者之所当要也。

师曰：息摇肩者，心中坚。息引胸中，上气者咳。息张口短气者，肺痿唾沫。

论曰：息者，呼气出粗，类微喘而有声也。呼出心与肺，今火乘肺，故呼气奔促而为息也。摇肩者，肩随息气摇动，以火主动故也。其心之经脉过于肩，因心中有坚实之邪，不得和于经脉，故经脉抽掣摇动。息引胸中上气咳者，胸中肺所主也，宗气之所在。火炎于肺则肺收降之令不行，反就燥而为固涩坚劲，气道不利，所以上气出于胸中者则咳也。息张口短气，肺痿唾沫，此又火炎于肺之甚者也。收降清肃之气亡，惟从火出，故张口不合也，宗气亦衰而息短矣。津液不布，从火而为沫唾矣。此仲景用呼息以为察病之法，与后条吸对言以举端尔。然息病属于内外者，岂止此而已？动摇与息相应者，又宁独在肩而已？岂无阴虚以火动者焉？如《内经》谓乳子中风热，喘鸣肩息者，脉实大也，缓则生，急则死，是又在脉别者也。

师曰：吸而微数，其病在中焦，实也，当下之即愈，虚者不治。在上焦者其吸促，在下焦者其吸远，此皆难治。呼吸动摇振振者不治。

论曰：谷之精气，乃分三隧，清者化营，浊者化卫，其一为宗气，留胸中以行呼吸焉。呼吸固资于宗气，然必自阴阳合辟而为之机。于是呼出者心肺主之，吸入者肾肝主之。心肺阳也，肾肝阴也。若中焦有邪实则阻其升降，宗气因之不盛于上，吸气因之不达于下，中道即还。宗气不盛则吸微，中道即还则往来速，速则数，故吸而微数。泻中焦实，则升降行而吸即平矣。不因中焦实，即是肾肝之阴虚，根本不固，其气轻浮上走。脱阴之阳，宗气亦衰，若此者死日有期，尚可治乎？然则上焦固主乎呼，下焦固主乎吸，若阴阳之配合，则又未始有相离者，故上焦亦得而候其吸焉。而心肺之道近，其真阴之虚者，则从阳火而升，不入于下，故吸促。肝肾之道远，其元阳之衰者，则因于阴邪所伏，卒难升上，故其吸远。此属真阴元阳之病，皆难以治。若夫人身之筋骨血肉脉络，皆藉阴气之所成，生气之所充，然后得以镇静而为生化之宇。今阴气惫矣，生气索矣，器宇亦空矣，惟呼吸之气往来于其中，故振振动摇不自禁也。若此者，即《内经》所谓出入废则神机化灭是也，故针药无及矣。

师曰：寸口脉动者，因其王时而动。假令肝王色青，四时各随其色。肝色青而反色白，非其时色脉，皆当病。

论曰：《内经》有谓五脏之脉，春弦、夏钩、秋毛、冬石。强则为太过，弱则为不及。四时皆以胃气为本，有胃气曰平，胃少曰病，无胃曰死。有胃而反见所胜之脏脉，甚者今病，微者至其所胜之时病。又谓五脏之色，在王时见者，春苍、夏赤、长夏黄、秋白、冬黑。所主外荣之常者，白当肺当皮，赤当心当脉，黄当脾当肉，青当肝当筋，黑当肾当骨。五色微诊，可以目察，能合脉色，可以万全。其《内经》之言如此，斯论殆将本于是之节文也。

问曰：有未至而至，有至而不至，有至而不去，有至而太过，何谓也？师曰：冬至之后，甲子夜半少阳起，少阳之时阳始生，天得温和。以未得甲子，天因温和，此为未至而至也。以得甲子而天未温和，为至而不至也。以得甲子而天大寒不解，此为至而不去也。以得甲子而天温如盛夏五六月时，此为至而太过也。

论曰：夫斗建子月中辰，即冬至节也。节至一阳之气即至，故律管飞灰，候于是日。今仲景乃云冬至后甲子夜半候以至未至者，何欤？殆以天干地支所合节至之日，便名甲子，非直待其真甲子日至以候气也。不然，假如乙丑、丙寅日冬至，两月后方是甲子，其时始候之乎？考之《内经》，候气至不至，有谓四时者，有谓五运者，有谓六气者，发明详矣。在四时，则曰天以六六为节，地以九九制会，六甲终岁三百六十日法也。五日谓之候，三候谓之气，六气谓之时，四时谓之岁，而各从其主治焉。求其气之至也，皆归始春。未至而至，此为太过，则薄所不胜，乘所胜也，命曰气淫。至而不至，此谓不及，则所胜妄行而所生受病，所不胜薄之，命曰气迫。然在脉，应春弦、夏钩、秋毛、冬石，太过者病在外，不及者病在内。在五运相袭，而皆治之，终期之日。阳年先天而至，则当岁之运气太过。阴年后天而至，则当岁之运气不及。与其年和，则非太过不及而平。司天地气不和，则胜而报复，复则郁发，待时而作，作则风热湿燥火寒之气，非常而暴。在六气则曰六气之胜，清气大来，燥之胜也，风木受邪，肝病生焉；热气大来，火之胜也，燥金受邪，肺病生焉之类。在脉之应则曰厥阴之至弦，少阴之至钩，少阳之至大而浮，太阴之至沉，阳明之至短而涩，太阳之至大而长。至而和则平，至而甚则病，至而反者病，至而不至者病，未至而至者病，阴阳易者危。然候六气之应，常以正月朔旦平明视之，观其位而知其所在，而其至则从运之先天后天也。由是观之，仲景言四时之定法者，若遇气运加临主位，则必将奉天政之寒温，虽与四时气有反者，难谓逆时，其候同也。且经曰：主胜逆，客胜从。又曰：必先岁气，毋伐天和。此又不在独守四时之气，所在参之以气运者矣。

师曰：病人脉浮者在前，其病在表；浮者在后，其病在里。腰痛背强不能行，必短气而极也。

论曰：脉浮为虚。关前属阳，主表；关后属阴，主里。所谓表者，以足太阳言也；里者，以足少阴言也。一腑一脏，是其表里所合。其太阳经自足循背至项，腰者肾之府，是故表病则背强不能行，里病则腰痛短气而极少。虽然，寸尺脉浮，非一经一病之可尽，今独出此证，何也？大抵因表里而言病，必举太阳、肾为例。盖太阳是诸阳之属，凡受邪必自此始；肾是治内之主事，书独言此例以推之。

问曰：经云厥阳独行，何谓也？师曰：此为有阳无阴，故称厥阳。

论曰：厥，极也，独行无阴与配也。王冰注《内经》一水不胜五火，谓五脏厥阳也。经又谓：六阳并至，谓之至阳。又谓：至阳盛，地气不足。由是观之，火即阳也。至阳，即厥阳也。独行，犹并至也，皆是阴不足而阳盛之极者也。

问曰：寸脉沉大而滑，沉则为实，滑则为气，实气相搏，血气入脏即死，入腑即愈，此为卒厥，何谓也？师曰：唇口青，身冷，为入脏，即死。如身和，汗自出，为入腑，即愈。

论曰：沉，阴象也。滑，阳象也。阴主血，阳主气。邪在于血则血实，邪在于气则气实，故血实者脉沉，气实者脉滑，邪盛者脉大。五脏治内，属阴，主藏精宅神。今血气并其邪而入，堵塞于脏，身之精气不行，神机化灭，升降出入之道皆绝。营绝则唇口青。《灵枢》曰：足厥阴气绝则唇青。夫六腑治外，属阳，主传运水谷之气，充乎内外者也。今血气并邪入于腑，腑之阳动不比脏之阴静。静者得其邪，则因而堵塞不行；动者邪虽入，终不能久闭其气道。何则？为在内之神机应乎外，主养营卫之气。营卫之气以渐散行于表而身和，和则腠理开，邪散而汗自出，营卫之气行矣，故愈。此仲景举阴阳脏腑之大端如此。至若厥病多端，难以概论。如《内经》曰：血气并走于上，则为大厥暴死者，其上非膻中三焦之府乎？而乃以气反则愈，不反则死。又如邪客五络，状若尸厥者，以通络脉为治，非头面诸脉证乎？要难执一说也。

问曰：脉脱入脏即死，入腑即愈，何谓也？师曰：非为一病，百病皆然。譬如浸淫疮，从口起流向四肢者可治，从四肢流来入口者不可治。病在外者可治，入里者即死。

论曰：脱者，去也。经脉乃脏腑之隧道，为邪气所逼，故经气脱去其脉而入于内。五脏阴也，六腑阳也，阴主死而阳主生，所以入脏即死，入腑则可治而愈。非惟脏腑之阴阳然也，凡内外阴阳之邪毒出入而表里者皆然也。

问曰：阳病十八，何谓也？师曰：头痛、项、腰、脊、臂、脚掣痛。阴病十八，何谓也？师曰：咳、上气、喘、哕、咽、肠鸣、胀满、心痛、拘急。五脏病各有十八，合为九十病。人又有六微，微有十八病，合为一百八病。五劳、七伤、六极，妇人三十六病，不在其中。清邪居上，浊邪居下，大邪中表，小邪中里。谷饪之邪从口入者，宿食也。五邪中人，各有法度。风中于前，寒中于暮，湿伤于下，雾伤于上。风令脉浮，寒令脉急，雾伤皮腠，湿流关节，食伤脾胃，极寒伤经，极热伤络。

论曰：仲景叙病，必有所自，多出《内经》。若此所谓阴阳五脏各本病者，则《内经》之所无，必在其他古书有之，如世言三十六种风、七十二般气，与此所云一百八病、妇女三十六病者，皆有以数拘之，此必是集古书之说。夫《内经》圣人之言，穷阴阳变化生病之道，其有数乎？于是仲景用之以论伤寒，略举六经之概，即有三百九十七法，可见一百八病之数，非仲景五法之言，未明其说，姑且勿论，以俟识者。末篇论邪中形以类相感，脉以邪成，象言难简，用是例推之，莫不可极其广矣。

问曰：病有急当救里救表者，何谓也？师曰：病，医下之，续得下利清谷不止，身体疼痛者，急当救里。后身体疼痛，清便自调者，急当救表也。

论曰：此条本出《伤寒论》，谓：病在表，医反下之，至清谷不止，以四逆汤，里气和，津液生，清便调。其表证身疼痛者尚在，则以桂枝汤救表。由此可见，清谷虽止，小便未调，犹未可以救表也。何则？小便未调则津液未生，津液未生则里气未和，为谷气未之充也。汗出于表，谷不充则表未可以强发汗也，强发汗则亡阳之证作矣。

夫病痼疾，加以卒病，当先治其卒病，后乃治其痼疾也。

论曰：痼疾，非一日所感，积来渐矣。故非一日可治，亦无速变之患，不过遇卒病加之重耳。卒病者，一时所感，变更不测，即当速治，勿使延蔓。此其所治先后缓急必然之理也。若夫非痼疾而属于先后之二病者，则自当分标本论治，不在此法矣。

师曰：五脏病各有得者愈，五脏病各有所恶，各随其所不喜者为病。病者素不应食，而反暴思之，必发热也。

论曰：《内经·脏器法时》《宣明五气》二论谓五脏各有所恶，各有所宜，各有所禁。然欲益其不足，愈其病则当用其所宜，勿用其所恶所禁，若此条之所云者似之矣。得者，得其宜，与五脏相和，故病愈。恶者，所不喜而恶之，与脏气不相宜则害之，害之故为病。其不应食者，亦与病不相宜之物也，反暴思而食之，以将与正气相击而阳气郁积，必发热矣。更以食入于胃，复长气于阳。两阳相合，即与阳寒食饼同也。

夫诸病在脏欲攻之，当随其所得而攻之，如渴者与猪苓汤，余皆仿此。

论曰：此概言诸病在脏之属里者，治法有下之、泄之、夺之、消之、温之、寒之、和以平之。各量轻重，从宜施治，务去其邪，以安其正。故引渴病以比类之，而是证之用猪苓汤，见后消渴证中。

痉湿暍病脉证治第二

论一首　脉证十二条　方十一首

太阳病，发热无汗，反恶寒者，名曰刚痉。即作痓，余同。

论曰：此尝出《伤寒论》中，成无己注谓：《千金方》以太阳中风重感于寒湿则变痉，太阳病发热无汗为表实，则不当恶寒，今反恶寒者，则太阳中风重感于寒为痉病也，以表实感寒故曰刚痉。又谓痉当作痓，传写之误。痓者恶也，非强也，注文如是。若从《千金》，必因中风重感而致痉，则《本经》谓发汗太过因致痉，与《内经》云肺移热于肾，传而为柔痉者为气，骨皆热致者，岂皆重感而为病乎？又若训痓字为恶，谓非强直，王冰注柔痉者为气，骨皆热，故筋柔而无力，骨痉强而不举，岂非痉亦强，与若止以痉为风强，必因中风得之，于《内经》有厥阴在泉，客胜内为痉强拘瘛，由厥阴风化固有以类之也。至于论太阳厥逆寝汗痉者则非风矣，病机云诸痉强直皆属于湿，亦非风也。自此而言，凡外湿内伤之成热，皆足以致其痉。热甚而深之则伤其髓，不充于骨则为骨强，正从表热得之则为经筋之强。以仲景所言，太阳表热分重感虚实，为刚柔二痉，亦有所自来。《内经》曰：因于湿，首如裹，湿热不攘，大筋软短，小筋弛长。软短为拘，弛长为痿。王冰注以表热为痛，当汗泄之，反湿其首，热气不释，兼湿内攻，大筋受热则缩而短，故痿弱而无力，正此谓也。后代惟王海藏得之，以扩仲景之意，谓三阳、太阴皆病痉，若背反张则属太阳；若低头视下，手足牵引，肘膝相构，阳明痉也；若一目或左或右斜视，并一手一足搐搦者，少阳痉也；若发热脉沉细，腹痛者，太阴也。此论固善矣，惜乎其不及少阴、厥阴，以全三阴之痉，岂其二脏之经筋不为内外之强，有类于太阴者乎？且《灵枢》曰：足少阴之筋，循脊内，夹膂，上至项，与足太阳筋合。其病在此为主病瘛及痉，在外阳病者不能俛，在内阴病者不能仰。此非少阴之痉病者乎？况厥阴肝脏主筋，又岂不有风热过甚而自伤其软短之强乎？

太阳病，发热汗出而不恶寒，名曰柔痉。

论曰：是证亦出《伤寒论》中，注谓：太阳病，发热汗出为表虚，则当恶寒。其不恶寒者，为阳明病。今发热汗出而不恶寒者，非阳明证，则是太阳中风，重感于湿，为柔痉也。表虚感湿，故曰柔痉，即上条所引《内经》为表热兼湿内攻，大筋软短，小筋弛长之痉也。所谓柔痉者，非不强也，但刚痉强而有力，柔痉强而无力为异耳。

太阳病，发热脉沉而细者，名曰痉，为难治。

论曰：此条尝出《伤寒论》痉病篇。彼不言难治，于是成无己止注其重感于湿，意殆以沉细系寒湿之本脉，故不言其难治。设不因寒湿之邪，而沉细见于太阳发热之表病，则是阳病见阴脉，诚为难矣。若朱奉议以痉病脉尽沉迟弦细者，非也。如《脉经》有云：脉沉细，名曰阴中之阴，少气，阴气不通为痉。病发热者，殆与此证无少异尔。

太阳病，发汗太多，因致痉。

论曰：成无己注《伤寒论》谓：发汗太多则亡阳，阳气者，精则养神，柔则养筋，阳微不能养筋，则筋脉紧急而成痉。虽然，发汗之阳，阳亡寒起，致紧急而为痉，固也。然而发汗后为痉者，难以紧急概言。发汗必用辛热之剂，汗虽出，热不为汗解，反得辛热之剂以助之，热愈甚而拘挛其筋脉亦有之。又如《伤寒论》中有云：伤寒头痛，翕翕发热，形象中风，常微汗出，自呕者，不可发汗。发汗则致痉，身强难以屈伸。注曰：伤寒当无汗恶寒，今头痛发热，微汗自呕，则伤寒之邪传而为热，欲行于里。若发汗则虚其表，热归经络，热甚生风，故身强直为痉。

夫风病，下之则痉，复发汗，必拘急。

论曰：筋者，肝之合。脉者，心之合。风内应于肝，外应于筋。热内应于心，外应于脉。是故风病而成热者，其邪气即以应筋脉。若更妄下之，则虚其阴。复汗之，则虚其阳。阴虚则营血微，筋无养而成痉。阳虚则卫气衰，脉无养而拘急。

疮家虽身疼痛，不可发汗，汗出则痉。

论曰：此条亦见《伤寒注》，注谓：表虚聚热则生疮，疮家身疼如伤寒，不可发汗，发汗则表愈虚，热愈甚，虚热生风，故变痉也。虽然疮已，以其热从腠理开，汗出而散之可也。

病者身热足寒，颈项强急，恶寒，时头热，面赤，目赤，独头动摇，卒口噤，背反张者，痉病也。若发其汗者，寒湿相搏，其表益虚，即恶寒甚。发其汗已，其脉如蛇。一云其脉沧沧。

论曰：《伤寒》成注曰：太阳中风，重感寒湿，乃变为痉也。身热足寒者，寒湿伤下。时头热面赤目赤，风伤于上也。头摇者，风主动也。独头摇者，头为诸阳之会，风伤阳也。若纯风者，则一身尽动摇，手足亦搐搦。此者内夹寒湿，故头摇也。口噤者，寒主急也。卒口噤者，不常噤也，有时而缓，若风寒相搏，则口噤而不时开。此皆加之风湿，故卒口噤也。风寒客于足太阳，故筋脉拘急，颈项强，背反张也。此证出《伤寒论》中，无发其汗以下二十五字。

暴腹胀大者，为欲解，脉如故，反伏弦者痉。

论曰：肝在五行为木，在六气为风，所胜之者燥金，所不胜者湿土。若金旺则木受制而郁矣，木郁必发，发则从火，过于所不胜之中土，故脾土得木火而腹为之暴胀大。如《内经》所谓厥阴在泉者腹胀，与诸腹胀大皆属于热者同类也。是故以腹之暴胀，因知木之郁于脾者。已出之脾而木气行矣，火与俱而燥金之气退矣，金退木行，故曰欲解。解则其脉亦应浮大，今不浮大而如故，反伏弦者，则是风木犹郁在阴而自病，其所合之筋脉已成痉矣。此条暴胀之先，不见叙证，遽曰欲解，必有所解之病在耳。

夫痉脉，按之紧如弦，直上下行。一作筑筑而弦，《脉经》云：痉家其脉伏坚，直上下。

论曰：痉病由风寒互为之，重感其寒脉则紧，风脉则弦，是本脉也。《脉经》谓直上下行者，督脉也，见之则大人癫，小儿痫。二者尽为背反张，由督脉与太阳合，行于脊里相引而急，故显出督脉之象也。今痉强无异于癫痫之背反张者，是亦相干于督脉，而见其上下行之象矣。

痉病有灸疮，难治。

论曰：痉病有风热，燥急其筋骨，不当复灸以火。且艾火深入助阳，风热得之，愈固而不散，所以难治。

《脉经》云：痉家其脉伏坚，直上下。

论曰:《内经》谓:脉沉而坚,病在中。今所伏非沉者欤?坚非如肾之弹石者欤?此两条出脉不出证,殆为前条明其表,此条见其病在内,如《内经》之柔痉骨强之类也。

太阳病,其证备,身体强几几然,脉反沉迟,此为痉,栝蒌桂枝汤主之。

栝蒌桂枝汤方

栝蒌根二两　桂枝三两　芍药三两　甘草二两　生姜三两　大枣十二枚

上六味,以水九升,煮取三升,分温三服,取微汗。汗不出,食顷,啜热粥发之。

论曰:所谓太阳病其证备者,是何证之备也?大抵太阳经脉自足上行,循背至头项,此是其所过之部。太阳经气主表,凡有邪客之则表不和,而经气变动发病,随其所过之部而为之状者,皆是其证也。考之《伤寒论》,有谓太阳病,项背强几几然,反汗出恶风者,桂枝加葛根汤主之,亦是其一也,正与此同。而少异者,彼以汗出恶风,其脉必浮,此言脉沉迟,必汗不出,不出则亦不恶风,故不加葛根而加栝蒌根,俱是益津和血养筋之剂。彼之几几然,项背强,虽未至于痉,然经脉已拘急,不利于运动,故用葛根之甘行阳,从表分卫中以生津液,和其经脉。沉迟,汗必不出,不出则亦不恶风,则是病在表之营血分。营血阴也,其体沉,其行迟,所以脉应其象,外息于寸口,内不养于筋经,故痉强之病作焉。所以栝蒌根味苦入阴,用以生营血,益阴分津液,养其筋经者为君。桂枝之辛以散,芍药之酸以收,一阴一阳,在里在表者为臣。甘草、姜、枣合辛甘之味,行脾之津液而和营卫者为使。立方之旨,其在斯欤。

太阳病，无汗而小便反少，气上冲胸，口噤不得语，欲作刚痉，葛根汤主之。

葛根汤方

葛根四两　麻黄三两，去节　桂二两，去皮　芍药二两，酒洗　甘草二两，炙　生姜三两，切　大枣十二枚

上七味，哎咀，以水一斗，先煮麻黄、葛根减二升，去沫，纳诸药，煮取三升，去滓。温服一升，覆取微似汗，不须啜粥，余如桂枝汤法将息及禁忌。

论曰：按《伤寒论》中有：太阳病，项背强几几，无汗恶风，葛根汤主之。注曰：轻可去实，以中风表实，故加麻黄、葛根以祛风，桂枝汤以和表也。今以小便反少，气上冲胸，口噤不得语，欲作刚痉者，亦用之，何也？盖太阳热邪欲入传阳明，阳明不受邪，故气逆上冲胸。而阳明筋脉内结胃口，外行胸中，过人迎，环唇口，其经多气多血。胸中，肺部也，上焦主分布津液，行水道。今太阳与阳明热并胸中，故水道不行则小便少，津液不布则无汗。人迎在结喉两旁，近会厌，发声机关之处，由阳明所过筋脉，遇所并之热，遂挛急牵引，以致口噤不得语，欲作刚痉。胸中近表，论其在上，则属太阳，论其居前，则属阳明，宜乎是方治其两经之病也。何以言之？盖葛根本阳明经药，能生津出汗，行小便，解肌。易老云：太阳初病，未入阳明，不可便服葛根，是引贼破家也。又云：用此以断太阳之路，即是开发阳明经气，以却太阳传入之邪也。故仲景治太阳阳明合病，桂枝汤加麻黄、葛根也。

痉为病，一本痉字上有刚字。胸满口噤，卧不着席，脚挛急，必齘齿，可与大承气汤。

大承气汤方

大黄四两，酒洗　厚朴半斤，炙，去皮　枳实五枚，炙　芒硝三合

上四味，以水一斗①，先煮二味②，取五升，去滓。纳大黄，煮取二升，去滓。纳芒硝，更上火，微一二沸，分温再服，得下止服。

论曰：此传阳明风热甚之深入者也。成无己谓伤寒证以阳明入腑，腹满者下之，而胸满者未深入，犹带表邪，所郁阳气不宣故尔，非汗即吐，然而未论及此痉病之胸满也。胸满其可一概而言带表乎？有表则属表，有里则属里。若此背不着席，齘齿与项背强口噤之属表者不同，由热甚入深之所致，故此之胸满，亦热之极也。况风热燥烁津液，阴血消亡，至于下焦属阴之分，筋脉皆挛急矣。然大热入深者，非苦咸寒下之，则不足以除其热，救其阴。夫伤寒病瘛疭者，以热生风而搐，尚为难治，况此甚于搐者，非下之不能疗也。然亦有不治者，若《灵枢》热而痉者死，腰折、瘛疭、齿齘也。

太阳病，关节疼痛而烦，脉沉而细一作缓。者，此名湿痹。《玉函》云中湿。湿痹之候，小便不利，大便反快，但当利其小便。

论曰：此证出《伤寒论》，注云：雾伤皮腠，湿流关节，疼痛而烦者，湿气内流也。湿同水也，脉沉而细者，水性趋下也。痹，痛也，因其关节烦疼而名曰湿痹，非脚气之痹也。《内经》曰：湿胜则濡泄。小便不利，大便反快者，湿气内郁胜也。但当利其小便，以宣泄腹中湿气。古云：治湿不利小便，非其治也。虽然，大抵此为小便通阳气，行水道。今为湿气内胜，阳气被

---

① 斗：原作"升"，据中科院本、杭图本、《金匮》和上下文例改。
② 二味：杭图本作"枳朴二味"，《金匮》作"二物"。

郁，故小便不利，利之则阳气行，虽在关节之湿，亦得宣泄矣。设小便利已，而关节之痹不去，必又自表治之。

湿家之为病，一身尽疼，一云疼痛。发热，身色如熏黄也。

论曰：此证见《伤寒注》，注曰：身黄如橘子色者，阳明瘀热也。此身色似熏黄，即非阳明瘀热。身黄发热者，栀子柏皮汤主之，为表里有热，则身不疼痛。此一身尽痛，非伤寒客热也，知湿邪在经而使之。脾恶湿，湿伤则脾病而色见，是以身发黄者，为其黄如烟熏，非正黄色也。

湿家，其人但头汗出，背强，欲得被覆向火。若下之早则哕，或胸满，小便不利，一云利。舌上如胎者，以丹田有热，胸上有寒，渴欲得饮而不能饮，则口燥烦也。

论曰：按《伤寒论》成无己注曰：湿家有风湿，有寒湿。此寒湿相抟者也。湿胜则多汗，伤寒则无汗，寒湿相搏，虽有汗而不能周身，故但头汗出也。背，阳也；腹，阴也。太阳之脉，夹脊抵腰，太阳客寒湿，表气不利而背强也。里有邪者，外不恶寒，表有邪者，则恶寒。欲得被覆向火者，寒湿在表而恶寒也。若下之早，则伤动胃气，损其津液，故致哕而胸满、小便不利。下后里虚，上焦阳气因虚而陷于下焦，为丹田有热，表中寒，乘而入于胸中，为胸上有寒，故使舌上生白胎滑也。脏燥则欲饮水，以胸中客寒湿故不能饮，而但口燥烦也。

湿家下之，额上汗出，微喘，小便利者死。若下利不止者亦死。

论曰：此证尝出《伤寒论》，注曰：本是后条湿家身烦疼，可与麻黄加术四两发其汗。妄下之，因致此逆。盖逆则真阳自上越，阴自下脱。其额上汗出微喘者，阳之越，小便利与下利不止者，阴之脱也，阴阳离决，必死之兆也。自此而推之，下之虽额上汗出微喘，若大小便不利者，是阴气不脱，而阳之根犹在也；下之虽大小便利，若额上无汗出与喘，是阳气不越，而阴之根犹在也，则非离决，可以随其虚而救之。

风湿相抟，一身尽疼痛，法当汗出而解，值天阴雨不止，医云：此可发汗。汗之病不愈者，何也？盖发其汗，汗大出者，但风气去，湿气在，是故不愈也。若治风湿者，发其汗，但微微似欲出汗者，风湿俱去也。

论曰：按《伤寒论》注是条曰：值天阴雨不止，明其湿胜也。《内经》曰：阳受风气，阴受湿气。又云：伤于风者，上先受之；伤于湿者，下先受之。风湿相抟，则风在外而湿在内。汗大出者，其气暴，暴则外邪出而里邪不能出，故风去而湿在。汗微微而出者，其气缓，缓则内外之邪皆出，故风湿俱去也。

湿家病，身疼，发热，面黄而喘，头痛。鼻塞而烦，其脉大，自能饮食，腹中和无病，病在头中寒湿，故鼻塞，纳药鼻中则愈。《脉经》云：病人喘，而无湿家病以下至而喘十三字。

论曰：按《伤寒》是条注曰：病有浅深，证有中外，此则湿气浅者也。何以言之？湿家不云关节烦疼，而云身上疼痛，是湿气不流关节而外客肌表也。不云发热身似熏黄，复云发热面黄而喘，是湿不干于脾而薄于上焦也。阴受湿气则湿邪为深，今头痛鼻塞而烦，是湿邪客于阳而不客于阴也。湿家之脉沉细，为湿内流。今脉大者，是湿不内流而在表也。又以自能饮食，胸腹别无满痞，为腹中和无病，知其湿气微浅。但纳药鼻中，以宣通头中寒湿，是注其理明且尽矣。若夫《脉经》之无身上疼痛十三字，无其说乎？头痛鼻塞，其病在头；身上疼痛发热，其病在经脉，纳药鼻中者，为去头中寒湿，故减十三字耳。然则三阳经皆上于头，太阳与阳明俱到鼻頞①，今头中寒湿而鼻为之塞也，则二经脉皆不通，郁而发热，身为疼痛。纳药鼻中，头上之湿散，则二阳之经脉行，而病可尽愈矣。

湿家身烦疼，可与麻黄加术汤，发其汗为宜，慎不可以火攻之。

麻黄加术汤方

麻黄三两，去节　桂枝二两，去皮　甘草二两，炙　杏仁七十个，去皮尖　白术四两

上五味，以水九升，先煮麻黄减二升，去上沫，纳诸药，煮取二升半，去滓。温服八合，覆取微似汗。

论曰：此为寒湿之邪，里无热者。湿与寒合，故令人身疼。大法表实成热，则可发汗，无热是阳气尚微，汗之恐虚其表。今是证虽不云发热，而烦已生，烦由热也，所以服药不敢大发其汗。且湿亦非暴汗可散，故用麻黄汤治寒，加术去湿，使其微汗耳。然湿邪在表者惟可汗之，不可火攻。火攻则增其热，必有发黄之变，所以戒人慎之。

病者一身尽疼，发热，日晡所剧者，名风湿。此病伤于汗出当风，或久伤取冷所致也。可与麻黄杏仁薏苡甘草汤②。

麻黄杏仁薏苡甘草汤方

麻黄去节，半两，汤泡　甘草一两，炙　薏苡仁半两　杏仁十个，去皮尖，炒

---

① 頞（è厄）：鼻根部。
② 麻黄杏仁薏苡甘草汤：原文作"麻黄杏子薏苡甘草汤主之"，中科院本同，据《金匮》及杭图本改。

上剉麻豆大，每服四钱，水盏半，煮八分，去滓，温服，有微汗避风。

论曰：按《伤寒论》注曰：身尽疼者，湿也；发热日晡所剧者，风也。若汗出当风而得之者，则先受客湿而后感风；若久伤取冷得之者，则先伤风而后中湿。注文若是，其谓日晡所剧为风者，则义未了。余按《内经·太阴阳明论》曰：太阴、阳明为表里，外合肌肉，故阳受风气，阴受湿气，所以风湿客之，则一身肌肉尽痛。夫阳气者，一日而主外，平旦阳气生，属少阳；日中阳气隆，属太阳；日西气门乃闭，属阳明。是故阳明之气王于申酉，所以日晡而剧也。方用麻黄治寒湿取汗为主，杏仁利气、薏苡仁除风热湿痹为佐，甘草和脾胃解肌肉为使。

风湿，脉浮身重，汗出恶风者，防己黄芪汤主之。

防己黄芪汤方

防己一两　甘草半两，炒　白术七钱五分　黄芪一两一分，去芦

上剉麻豆大，每抄五钱匕，生姜四片，大枣一枚，水盏半，煎八分，去滓，温服，良久再服。喘者加麻黄五钱[1]；胃中不和者，加芍药三分；气上冲者，加桂枝三分；下有陈寒者，加细辛三分。服后当如虫行皮中，从腰下如冰，后坐被上，又以一被绕腰下，温令微汗瘥。

论曰：此证风湿，皆从阳受之。其病在外，故脉浮汗出。凡身重，有肌肉痿而重者，有骨痿而重者。此之身重，乃风湿在表，故不作疼，虚其卫气，而湿者为身重。由是以黄芪实卫，甘草佐之；防己去湿，白术佐之。然则风湿二邪独无散风之药，何

---

① 五钱：中科院本、杭图本及《金匮》均作"半两"。

耶？盖汗出多，知其风已不留，但以表虚而风出入乎其间，因之恶风尔。惟实其卫，正气壮则风自退，此不治而治者也。若夫有喘者，湿中兼寒也，则加麻黄以散之。若风内应肝木，伤其胃中不和者，则加芍药以泻之。芍药味酸，能自土中泻木。若气上冲者，则加桂枝以散其逆。若下有陈寒者，下谓下焦肝肾之分，则加细辛以温之，细辛散里之表药也。服后云云者，方中另作一段，然考之当在下有陈寒加细辛之后连为一段。何则？细辛佐防己去寒湿，黄芪实表，表尚未全实则湿不退，所以皮中如虫行。表实未全，则阳气未周，于是从腰以下其陈寒者犹得如冰，必以被令温，助接其阳，使之微汗。

伤寒八九日，风湿相抟，身体疼烦，不能自转侧，不呕不渴，脉浮虚而涩者，桂枝附子汤主之。若大便坚，小便自利者，去桂加白术汤主之。

桂枝附子汤方

桂枝四两，去皮　生姜三两，切　附子三枚，炮，去皮，破八片　甘草二两，炙　大枣十二枚，擘

上五味，以水六升，煮取二升，去滓，分温三服。

白术附子汤方

白术二两　附子一枚半，炮，去皮　甘草一两，炙　生姜一两五钱，切①　大枣六枚

上五味，以水三升，煮取一升，去滓，分温三服。一服觉身痹，半日许再服。三服都尽，其人如冒状，勿怪，即是术附并走皮中，逐水气未得除故耳。

---

① 切：原脱，据《金匮》补。

论曰：按是证亦出《伤寒论》，其注曰：伤寒与中风，至八九日再经之时，邪气多在里，身必不苦疼痛。今日数多，复身体疼烦不能自转侧者，风湿相搏也。烦者风也，身疼不能自转侧者湿也。脉浮虚为风，涩为寒湿也。不渴不呕，里无邪也，风湿但在经也，与桂枝附子汤。以桂枝散表之风，附子逐经中之湿。小便利，大便坚，为津液不足。桂枝发汗，走津液，故去之而加白术。虽然，自病察药，自药审病，因知身之不能自转侧者，非惟湿邪所致也，亦为阳气不充，筋脉无所养，故动之不能也。夫欲去阳气不充之湿者，必以辛热气壮之药，则可补其阳而逐其湿，与治寒湿同法。是证之用附子者殆此欤，于是虽大便坚而不为热结者亦用之。如后条身疼不能屈伸，用附子甘草汤治者，亦此意。不然，身疼脉浮为病在经，又不言其有汗，何不取汗而解，乃云其服药如冒也。冒者，得非阳虚不胜夫邪，药之相逐而然欤？

风湿相抟，骨节疼烦，掣痛，不得屈伸，近之则痛剧，汗出短气，小便不利，恶风不欲去衣，或身微肿者，甘草附子汤主之。

甘草附子汤方

甘草二两，炙　附子二枚，炮，去皮　白术二两　桂枝四两，去皮

上四味，以水六升，煮取三升，去滓，温服一升，日三服。初服得微汗则解，能食。汗出复烦者，服五合。恐一升多者，服六七合为妙。

论曰：此证亦出《伤寒论》，注曰：风则伤卫，湿流关节，风湿相抟，两邪乱经，故骨节疼烦，掣痛，不得屈伸，近之则痛剧也。风胜则卫气不固，汗出，短气，恶风不欲去衣，为风在

表；湿胜则水气不行，小便不利，或身微肿，为湿外抟也，与汤散湿温经固卫。观夫此方与前意同，但此不用枣、姜，为汗出更不发之，白术以去湿收汗，益短气也。

太阳中暍，发热恶寒，身重而疼痛，其脉弦细芤迟，小便已，洒洒然毛耸，手足逆冷，小有劳，身即热，口开，前板齿燥者，里有热也[1]。若发其汗，则恶寒甚；加温针，则发热甚；数下之，则淋甚。

论曰：按是证亦出《伤寒论》，注曰：病有在表、有在里、有表里俱病者。发热恶寒，身重疼痛者，表中暍也。脉弦细芤迟者，中暑脉虚也。小便已，洒洒毛耸，手足逆冷者，太阳经气不足也。小有劳，身即热者，谓劳动其阳，而暍即发也。口开，前板齿燥者，里有热也。《内经》曰：因于暑汗，烦则喘喝。口开，谓喘喝也，以喘喝不止，故前板齿干燥。若发汗以去表邪，则外虚阳气，故恶寒甚。若以温针助阳，则火热内攻，故发热甚。若下之以除里热，则内虚而膀胱燥，故淋甚。注虽已解其过治之失，于当救之道则未明。余尝思之，此证属阴阳俱虚。脉弦细者，阳虚也；芤迟者，阴虚也。所以温针复损其阴，下之重伤其阳。此证惟宜甘药补正，以解其热耳，即《灵枢》所谓阴阳俱不足，补阳则阴竭，补阴则阳亡。

太阳中热者，暍是也。汗出恶寒，身热而渴，白虎加人参汤主之。

白虎加人参汤方

知母六两　石膏一斤，碎　甘草二两　粳米六合　人参三两

---

[1] 口开前板齿燥者里有热也：杭图本与《金匮》作"口开前板齿燥"。

上五味，以水一斗，煮米熟汤成，去滓。温服一升，日三服。

论曰：此证亦出《伤寒论》，注云：汗出恶寒，身热而不渴者，中风也。汗出恶寒，身热而渴者，中暍也。然而未有明其至理者。盖此但言中风初得表证，与自汗出身热恶寒相似，独以渴不渴为辨耳。汗岂于中风证终无渴者耶？若伤寒中风则皆有背微寒，与时时恶风而渴者矣，亦以白虎人参汤治之乎？夫此症汗出恶寒，身热而渴，岂不与彼证所同者哉？盖此证为令火之气，酷其肺金，肺主气者也，肺伤则卫气虚。然太阳膀胱属水主表，肺金之子也，母虚而子亦不足，卫虚而表不足，由是汗出身热恶寒。《内经》曰：心移热于肺，传为膈消。消膈则渴也，皆相火伤肺之所致。此可知其要在救肺也。石膏虽能除三焦火热，然仲景名白虎者，为石膏独功多于救肺，退肺中之火，是用为君。知母亦就肺中泻心火，滋水之源；人参生津，益所伤之气而为臣。粳米、甘草补土，以资金为佐也。

太阳中暍，身热疼重，而脉微弱，此以夏月伤冷水，水行皮中所致也。一物瓜蒂汤主之。

一物瓜蒂汤方

瓜蒂二十个

上剉，以水一升，煮取五合，去滓，顿服。

论曰：此证尝见《伤寒论》，注云：脉虚身热，得之伤暑。身热脉微弱者，暍也；身体疼重者，水也。夏时暑热，以水灌洗而得之。一物瓜蒂汤主之。尝观仲景暍病，惟出三证，岂偶然哉？举其端，将为后世准绳，一者明其表里俱虚，一者言其暍中表之热，而此者言外邪郁令火而成中暍也。若自邪郁令火，比类而推其因，殆有不可胜言者焉。如取风凉者，感雾湿者，食生冷者，素有积热者，阴血素虚不胜大热者，宿邪感动者，处阴地者，凡是之因，皆足以郁其令火，为中暍之病。或轻或重，或表或里，或虚或实，随感发见。若论其治邪退热，较量权衡，又岂可一言尽哉。诸家集类方论，徒多其证、聚其方，未有明言其脉证属于何因，害于何经，用何药为君以治之。苟不潜心于仲景书，吾未信其泛然从方论者，果切于病情乎？

瓜蒂，本草谓其主胸腹邪气，皆吐下之。此以夏伤冷水，水行皮中，而皮中者，岂非属表，何乃用是药逐胸中之水乎？盖《内经》有谓：形寒饮冷则伤肺，况皮乃肺之所合，内外相应。且瓜蒂又治四肢浮肿下水。而冷水之在皮中者，不惟灌洗得之；而饮冷停水者，亦得散于皮中。故两者皆得而用之。

百合狐惑阴阳毒病证治第三

论一首　证三条　方十二首

论曰：百合病者，百脉一宗，悉致其病也。意欲食，复不能食。常默默，欲卧不能卧，欲行不能行，饮食或有美时，或有不用①闻食臭时，如寒无寒，如热无热，口苦，小便赤，诸药不能治，得药则剧吐利，如有神灵者，身形如和，其脉微数。每溺时头痛者，六十日乃愈。若溺时头不痛，淅然者，四十日愈。若溺快然，但头眩者，二十日愈。其证或未病而预见，或病四五日而出，或病二十日，或一月微见者，各随证治之。

百合病，发汗后者，百合知母汤主之。

百合知母汤方

百合七枚，擘　知母三两，切

上先以水洗百合，渍一宿，当白沫出，去其水。更以泉水二升，煎取一升，去滓。别以泉水二升煎知母，取一升，去滓后合和，煎取一升五合，分温再服。

百合病，下之后者，滑石代赭汤主之。

滑石代赭汤方

百合七枚，擘　滑石三两，碎，绵裹　代赭石如弹丸大一枚，碎，绵裹

----

① 用：原作"欲"，据《金匮》改。

上百合渍煎如前法，别以泉水二升煎滑石、代赭，取一升，去滓后合和，重煎取一升五合，分温服。

百合病，吐之后者，百合鸡子汤主之。

百合鸡子汤方

百合七枚，擘　鸡子黄一枚

上百合渍煎如前法，去滓，纳鸡子黄搅匀，煎五分，温服。

百合病，不经吐、下、发汗，病形如初者，百合地黄汤主之。

百合地黄汤方

百合七枚，擘　生地黄汁一升

上百合渍煎如前法，去滓，纳地黄汁，煎取一升五合，分温再服。中病勿更服，大便当如漆。

百合病，一月不解，变成渴者，百合洗方主之。

百合洗方

上①以百合一升，以水一斗，渍之一宿，以洗身。洗已，食煮饼，勿以盐豉也。

百合病，渴不瘥者，栝蒌牡蛎散主之。

栝蒌牡蛎散方

栝蒌根　牡蛎熬。等分

上为细末，饮服方寸匕，日三服。

百合病，变发热者，一作发寒热。百合滑石散主之。

百合滑石散方

百合一两，炙　滑石三两

---

① 上：原脱，据《金匮》补。

上为散，饮服方寸匕，日三服。当微利者，止服，热则除。

论曰：所谓百脉一宗，悉致其病者。然则经脉十二，络脉十五，此云百脉，果何脉耶？盖脉者血之府，即是血行于脉，溉灌表里，联络俞会，遍布形体。言其百者，举夫数之众多也，犹言百骸尔。且人脉之循行，与天地合度，应水漏百刻，是故脉之流行者，各有定位，因之而谓百脉亦宜矣。又何言一宗而悉致病耶？盖尽归于手心主也。而手心主血主脉，而心又为火之主。心，君也，君不用事而手心主代之，由是手心主得专行一身阴血之生化，因号之为母气，百脉皆宗之。若火淫则热，热蓄不散则积，积则毒生而伤其血，热毒之血流于脉，本因母气之淫邪，是故百脉一宗，悉致其病也。考之《内经》，有解㑊证，与此百合病无少异。解㑊既属之热中无血，百合岂非亦是热中无血者乎？请试逐病论之。血属阴，阴者肾水之所主，《内经》曰：肾虚则饥不欲食，故欲食复不能食也。阴虚者恶烦，所以常默默也。卫气者，夜行阴则寐，今卫气因阴虚不得降，故欲卧而不得卧也。足得血则能步，血既病矣，于是欲行不能行也。饮食者，由血气运化而后安，脾属血而喜香，血时和则食美，时不和则闻食臭也。气阳而血阴，若气盛则热，气衰则寒。今病在血，不干于气，所以虽如寒而无寒，虽如热而无热也。血气和合则流通，不和则塞，塞则热生，上热为口苦，下热为便赤也。药虽治病，然必藉胃气以行之，若毒血在脾胃经络而闭塞之，药虽入亦莫行也。胃弱不安于药者，得药则反剧吐利，有如鬼神之为祟① 状也。病不在皮肉筋骨则身如和。惟热在于血，而血虚，故脉微数也。

---

① 祟：原作"崇"，诸本同。据上下文意及《二注》改。

脉之微数，阴之虚也。阴虚则肾虚，肾与膀胱为表里，肾虚则膀胱不得引精于肾而亦虚。膀胱之脉下入会阴，上至于巅，为诸阳主气。今溺而膀胱之脉为气下泄，轻则不能举之于上而上虚，上虚则淅然，头眩，重则虚，气逆上①于巅而为头痛，以此之轻重，则可知愈日之远近也。夫病有定所，则可言定期。今以百脉之病，流转无定处，故其证之发见，亦无定期，或未病而见，或数日、一月而见。用是以察其病之表里浅深，出见形状，如下文之阴阳见者，随证而救之。试以所列之方观之。《日华子》谓：百合安心定胆，益志，主五脏，为能补阴也。治产后血眩晕，为能去血中热也。除痞满，利大小便，为能导涤血之瘀塞也。而是证用之为主，盖可见瘀积者矣。若汗之而失者，是涸其上焦津液，而上焦阳也，阳宜体轻之药，故用知母佐以救之。知母泻火，生津液，润心肺。若下之而失者，则损其阴，瘀血下积，而下焦阴也，阴宜镇重之剂，故用滑石、代赭佐以救之。滑石开结利窍，代赭除脉中风痹瘀血。若吐而失者，则损上中二焦之血，用鸡子黄补血佐以救之。若不经吐下发汗，未有所治之失，病形得如初者，但佐之生地黄汁补血凉血，凉则热毒消，补则新血生，蕴积者行，而自大便出如黑漆矣。其一月不解，百脉壅塞，津液不化而成渴者，故用百合洗之，则一身之脉皆得通畅而津液行，其渴自止。勿食盐豉，以味咸而凝血，且走之也。若渴不瘥，是中无津液，则以栝蒌、牡蛎主之。若变发热者，乃因脉塞郁而成热，以滑石通利佐之。滑石性凉，又可治热血之积塞者，自微利而去之，故热除矣。夫百合病，自见《金匮要略》后诸方书皆不收，

① 上：原作"土"，据中科院本及《二注》改。

独朱奉议收之，谓伤寒变成斯病，此乃病由之一端尔。切尝思之，是病多从心生，或因情欲不遂，或因离绝菀结，或因忧惶煎迫，致二火郁热之所成。百脉既病，故百体皆不安，所以见不一之病状。自今观之，诸方书不收百合病，乃有劳瘵之名，殆将以百合病与劳瘵形状同，或瘀血积于脉亦同，因而不收，但并其方而弃之，深为可惜。于脉病救之二法，遂不明于世矣。

百合病，见于阴者，以阳法救之；见于阳者，以阴法救之。见阳攻阴，复发其汗，此为逆；见阴攻阳，乃复下之，此亦为逆。

论曰：《伤寒》治法，有谓阳盛阴虚，汗之则死，下之则愈；阴盛阳虚，汗之则愈，下之则死。今百合病所云见于阴者，以阳法救之，见于阳者，以阴法救之，与《伤寒》之语意大同而小异，何则？在彼直言其盛，所以行汗下之法。此但言其见以救之，则是无汗下之宜施。何以知其然？所叙百合病，皆持两端，欲卧不卧，欲食不食，如寒无寒，如热无热，为其脉行表里之病，但当救之，非如伤寒阳气之变见于内外，必行汗下者也。设用《伤寒》法，见病在表辄汗，入里辄下，虽表里不逆，然亦伤之，是以前条用方救之是也。其后所结汗下之逆者，为反表里汗下之逆卜者①。

狐惑之为病，状如伤寒，默默欲眠，目不得闭，卧起不安。蚀于喉为惑，蚀于阴为狐。不欲饮食，恶闻食臭，其面目乍赤乍黑乍白，蚀于上部则声喝，一作嗄。甘草泻心汤主之。

---

① 逆卜者：中科院本及杭图本无"卜"字，恐为衍文，当删去。

甘草泻心汤方

甘草四两　黄芩　人参　干姜各三两　黄连一两　大枣十二枚
半夏半升

上七味，以水一斗，煮取六升，去滓再煎，温服一升，日
三服。

论曰：狐惑病，为虫蚀上下也。世谓风中有虫，凡虫自风生
固矣。然风阳也，独阳不生，必有所凭而后化。盖因湿热久停，
蒸腐气血而成瘀浊，于是风化所腐为虫矣。设风不由湿热而从寒
凉者，肃杀之气，纵然腐物，虫亦不化也。由是知此病之虫生于
湿热败气瘀血之中，其来渐矣。遇极乃发，非若伤寒一日而暴得
者也。病发默默欲眠，目不得闭，卧起不安者，皆五脏久受湿
热，伤其阴精，卫不内入，神不内宁故也。更不欲食，恶闻食臭
者，仓廪之府伤也。其面乍赤、乍黑、乍白者，由五脏不足，更
为衰亡，迭见其色也。其虫者，从湿热之极所发之处而蚀之。蚀
上部者，内伤心肺，外伤咽喉。肺者气之主，咽喉者音声之户，
由是其声嗄矣。故用甘草泻心汤主之，治其湿热，分利其阴阳。
而黄连非惟治心脾热也，而亦治虫。后世方论谓是证或初得状似
伤寒，或因伤寒所变，然皆虫证也。又谓伤寒病，腹内热，饮食
少，肠胃空虚，而虫不安，故随所食上下部而病，名狐惑也。以
此二或字观之，则非独伤寒变是症，凡热病皆能生虫也。

蚀于下部则咽干，苦参汤洗之。

论曰：虫蚀下部则咽干者，下部肾之所在，任脉附焉。肾，
水也。湿热甚于下则虫蚀于下，而肾水受伤，经脉乏水以资之，
夹湿热逆而燥其咽嗌，故用苦参汤洗。苦参能除热毒，疗下部
䘌，因以洗之。虽然，此治其外者耳。若究其源，病则自内而出

外，岂独治其标而已哉？试因上部服泻心汤者观之，则下部亦必有可服之药。自下部用洗法者观之，则上部咽喉亦必有外治之理。此仲景特互文见意耳。不然，何后世方论有服下部药者，何无内食五脏者乎？

蚀于肛者，雄黄熏之。

雄黄

上一味为末，筒瓦二枚合之烧，向肛熏之。《脉经》云：病人或从呼吸，上蚀其咽；或从下焦，蚀其肛阴。蚀上为惑，蚀下为狐。狐惑病者，猪苓散主之。

论曰：蚀于肛，湿热在下。二阴虽皆主于肾，然肝脉循于肛，肛又为大肠之门户。大肠，金也。湿热伤之则木来侮，是以虫蚀于此焉。雄黄本主蜃疮杀虫，又有治风之义，故用熏之。注引《脉经》猪苓散主之者，亦分利湿热耳。

病者脉数无热，微烦，默默但欲卧，汗出，初得之三四日，目赤如鸠眼，七八日目四眦—本此有黄字黑。若能食者，脓已成也，赤小豆当归散主之。

赤豆①当归散方

赤小豆三升，浸令芽出，曝②干　当归

上二味，杵为散，浆水服方寸匕，日三服。

论曰：凡脉数则发热而烦。此热在血，不在营卫，故不发热，但微烦耳。汗出者，以血病不与卫和。血病则恶烦，故欲默；卫不和则阳陷，故欲卧。腠理因开而津液泄也。三四日目赤如鸠眼者，热血循脉炎上，注见于目也。七八日四眦黑者，热甚

---

① 赤豆：原作"赤小豆"，据《金匮》改。
② 曝：原作"晒"，据《金匮》改。

血凝，蓄则色变成黑也。若能食，脓已成者，盖湿热之邪散漫，则毒血流溢，伤其中和之气不清，故不能食。若能食，可知其毒血已结成脓，胃气无扰，故能食也。用赤豆、当归治者，其赤小豆能消热毒，散恶血，治烦，排脓，补血脉，用之为君。当归补血生新去陈为佐，浆水味酸，解热毒除烦，入血为使也。

阳毒之为病，面赤斑斑^①如锦文，咽喉痛，唾脓血。五日可治，七日不可治。升麻鳖甲汤主之。

阴毒之为病，面目青，身痛如被杖，咽喉痛。五日可治，七日不可治。升麻鳖甲汤去雄黄、蜀椒主之。

升麻鳖甲汤方

升麻二两　当归一两^②　蜀椒炒去汗，一两　甘草二两　雄黄半两，研　鳖甲手指大一片，炙

上六味，以水四升，煮取一升，顿服之，老小再服，取汗。《肘后》《千金方》阳毒用升麻汤，无鳖甲，有桂。阴毒用甘草汤，无雄黄。

论曰：按古方书谓阳毒者，阳气独盛，阴气暴衰，内外皆阳，故成阳毒。谓阴毒者，阴气独盛，阳气暴衰，内外皆阴，故成阴毒。二者或伤寒初得，便为是证，或服药后变而成之。阳毒尽治以寒凉，阴毒尽治以温热。药剂如冰炭之异，何乃仲景用一方治之乎？虽曰阴毒去雄黄、蜀椒，则是反去其温热者矣。且注曰：《肘后》《千金方》阳毒用升麻汤，无鳖甲，有桂；阴毒用甘草汤，无雄黄。其甘草汤即升麻鳖甲有桂，阴毒用甘草汤也，岂非皆是热毒之伤于阴阳二经络耳？在阳经络则面赤斑斑如锦纹，吐脓血；在阴经络则面青，身如被杖。此皆阴阳水火动静之

---

① 斑斑：原作"班班"，据杭图本及《金匮》改。

② 一两：原作二两，据中科院本、杭图本及《金匮》改。

本象如此，岂是寒热之邪乎？尝以升麻鳖甲汤之药考之本草，谓升麻能解时气毒厉，诸毒攻咽喉痛，与热毒成脓，开壅闭，疗发斑。当归能破恶血，养新血，补五脏肌肤。甘草和中，利血脉，缓急止痛，调药奏功。鳖甲去恶血。雄黄破骨节积聚，辟鬼邪恶气，骨蒸热极。蜀椒通血脉，调关节，逐肌骨皮肤死肌，去留结破血，治天行时气。诸药所能者如此。即此观之，仲景于阴阳二毒之证，总用一方，盖可见矣。病形虽由阴阳发证，论邪则一属热毒与血病也，所以不分表里，俱以升麻解热毒为君，当归和血为臣，余者佐之而已。但雄黄、蜀椒理阳气药也，故病在阴者去之。如《肘后》《千金》，阳毒去鳖甲有桂枝者。鳖，水族，乃阴中之阳，不如桂枝能调阳络之血。阴毒不去蜀椒者，蜀椒亦阴中之阳，非若雄黄阳中之阳，故留之以治阴也。方旨如此而已。所谓五日可治，七日不可治者，五日乃土之生数，热未极也，尚可以治。七日为火之成数，热之极，阴阳消灭，不可治矣。其邪比之伤寒，加之以毒。故伤寒至七日犹得再经，而此至七日，不惟灭其阴，且火极亦自灭矣。

疟病脉证并治第四

证二条 方六首

师曰：疟脉自弦，弦数者多热，弦迟者多寒。弦小紧者下之瘥，弦迟者可温之，弦紧者可发汗、针灸也，浮大者可吐之，弦数者风发也，以饮食消息止之。

论曰：今观此篇，虽未尽《内经》诸篇论疟之详，然亦取其一二立方以明其治法。此条叙脉，固亦未尽疟脉之变，然举其自弦，则自之一字已该疟脉之要。何则？弦者，少阳甲木之象也，疟邪客于营气之间，与卫气合而病作。寒热者，正隶少阳半表半里之分，所以少阳为疟之舍，故弦乃疟之自家脉也。于是少阳引邪，退而就阴，阴则寒，寒则迟；进而就阳，阳则热，热则数。寒者温之，虽不言多，热者凉之，必凉之可知矣。此明表里进退，成其虚实而调之者也。复言小紧与弦紧汗下之者，此又明表里之有实邪而攻之者也。浮大者，以明病不在表里而在上者也，非在《内经》之谓疟脉大虚者，同因其浮而用吐耳。弦数风发者，非前多热之所云，此更论其热之变，而木从火则风生，风得火则狂，狂则克土，火发木淫，必先实脾，实脾莫如资以饮食，消息寒凉之味以止之，此乃明其病在中者也。仲景凡一言一字皆立准绳，学者详之。

病疟以月一日发，当以十五日愈，设不瘥，当月尽解。如其不瘥，当云何？师曰：此结为癥瘕，名曰疟母，急治之，宜鳖甲煎丸。

鳖甲煎丸方

鳖甲十二分，炙　乌扇三分，烧　黄芩三分　柴胡六分　鼠妇三分，熬　干姜三分　大黄三分　芍药五分　桂枝三分　葶苈一分，熬　石韦三分，去毛　厚朴三分　牡丹①五分，去心　瞿麦二分　紫葳三分　半夏一分　人参一分　䗪虫五分，熬　阿胶三分，炙　蜂窠四分，炙　赤硝十二分　蜣螂六分，熬　桃仁二分

上二十三味为末，取煅灶下灰一斗，清酒一斛②五斗浸灰，候酒尽一半，着鳖甲于中，煮令泛烂如胶漆，绞取汁，纳诸药，煎为丸，如梧桐子大，空心服七丸，日三服。《千金方》用鳖甲十二片，又有海藻三分、大戟一分、䗪虫五分，无鼠妇、赤硝二味，以鳖甲煎和诸药为丸。

论曰：《内经》云：天度者，所以致日月之行也；气数者，所以纪化生之用也。五日为一候，三候为一气。然人之三阴三阳，上奉之而为之应焉。是故疟有发于月一日者，至十五日则历一气终，人气亦更，故疟气随变而散。设犹不愈，则至月尽又历第二气终，其天之月以应人之血，月再生魄，血亦更新，邪当从其更新而解矣。若又不愈，则是营气内着，不得流行，与日月度数相应，而肝藏血，血并其邪，归之于肝，是以疟母多结左胁下。由是用柴胡行气，鳖甲破血为君，余二十二味佐之行血、补血、散结、导滞而已。虽然天人气候之相应者，大法固如是，然人之禀质有强弱，邪中有重轻。质弱邪重，虽不内结疟母，亦至

---

① 牡丹：原作"牡丹皮"，杭图本作"丹皮"，据《金匮》改。
② 斛：原作斤，据中科院本、杭图本及《金匮》改。

连月者有之，质强邪轻，不待一候即瘥者，亦有之。然仲景此论补《内经》未言耳。

师曰：阴气孤绝，阳气独发，则热而少气烦冤，手足热而欲呕，名曰瘅疟。若但热不寒者，邪气内藏于心，外舍分肉之间，令人消烁肌肉。

论曰：《内经》云：但热而不寒者，阴气先绝，阳气独发，则少气烦冤，手足热而欲呕，名曰瘅疟。又云：肺素有热，气盛于身，因有用力，风寒舍于皮肤之内、分肉之间而发，发则阳气盛，阳气盛而不衰则病矣①。其气不及于阴，故但热而不寒。气内藏于心，而外舍于分肉之间，令人消烁肌肉，故命曰瘅疟。此二者，一为先伤于风，一为肺素有热，所感之邪虽不一，然并是阳盛。又《内经》云：阳盛逢风，两阳相得而阴气虚少，少水不能灭盛火，而阳独治，如炙如火，当烁肉也。由是观之，疟之寒热更作，因阴阳之气互为争并。若阴气衰少，则离绝真阳，先自退处，不与之并，而阳亦不并于阴，故阳独发，但热而已，是故此二条者之瘅疟总而论之。其少气烦冤者，即主气之肺受火邪抑故也。手足热者，阳主四肢，阳盛则四肢热也。欲呕者，火邪上冲，胃气逆也。内藏于心者，心为五脏阳火之主，故阳盛则直隶而藏之，外舍分肉之间也。消烁肌肉者，消万物者莫甚于火，火甚则肌肉烁矣。然此条固无治法，自后条治温疟者观之，亦可治此瘅疟也，何则？白虎汤，退热药也，分肉四肢内属脾胃，非切于其所舍者乎？又泻肺火，非救其少气烦冤者乎？设其别有兼证，岂不可推加桂之例以加别药乎？仲景于此虽不言方治，盖可

---

① 则病矣：原文及中科院本、杭图本均脱，据《素问·疟论》补。

知矣。凡立一法，则足以比类用之。虽然，自其阴气孤绝一语观之，又足有可论者。夫阴阳之在身者，血与气也，水与火也，内属乎心与肾也，而寒本于阴，热本于阳，以寒治热，固可退阳而回阴也。然治病有轻重，岂可一法而尽哉。小热之气，凉以取之；大热之气，泻之于内，或反佐以取之。取之不衰，求其属以衰之，谓壮水之主，以消阳光也。

温疟者，其脉如平，身无寒，但热，骨节疼烦，时呕，白虎加桂枝汤主之。

白虎加桂枝汤方

知母六两　甘草二两，炙　石膏一斤　粳米二合　桂枝去皮，三两

上剉，每五钱，水一盏半，煎至八分，去滓，温服，汗出愈。

论曰：《内经》名温疟亦有二。一者谓先伤风，后伤寒。风，阳也，故先热后寒。一者为冬感风寒，藏于骨髓之中，至春夏邪与汗出。此病藏于肾，先从内出之外，衰则气复反入，是亦先热后寒。二者之温疟，则皆有阴阳往复寒热之证，而此之无寒但热，亦谓之温疟，将不类于《内经》者，然而不类而类者也，一皆以邪热为重而名之。但阴不与阳争，故无寒耳，阴阳不相争，寒热不往复。此痹于骨节，不与阳通则骨节疼烦，火气上逆则时呕。用白虎治其阳盛也，加桂疗骨节痹痛，通血脉，散疟邪，和阴阳以取汗也。

疟多寒者，名曰牡疟，蜀漆散主之。

蜀漆散方

蜀漆洗去腥　云母烧二日夜　龙骨等分

上三味，杵为散，未发前以浆水服半钱①。温疟加蜀漆半分，临发时服一钱匕。一方云母作云实。

论曰：心者，牡脏也，邪在心而成疟，故曰牡疟。何以言之？心肺居上，阳也，而心乃阳中之阳，今邪气伏结心下则心虚。《内经》曰：心虚者热收于内，则阳气不行于外，故外寒。积聚津液以成痰，是以牡疟反多寒也。用蜀漆和浆水以吐所结痰邪，龙骨以疗气伏在心下者，云母安脏补虚，以除内收之热。若夫温疟亦用是，少加蜀漆治者，则亦为邪气结伏在心下，致阳气不入于阴，反独盛在外，以成热而不寒，故亦以此去其所结以取瘥耳。

附《外台秘要》方

牡蛎汤

治牡疟。

牡蛎四两，熬　麻黄四两，去节　甘草二两　蜀漆三两

上四味，以水八升，先煮蜀漆、麻黄，去上沫，得六升，纳诸药，煮取二升，温服一升。若吐则勿更服。

论曰：此与前牡疟名同，故治亦略同，以有初感寒邪为异。牡蛎者，能软坚消结，除滞血，今更佐之蜀漆，以理心下所结之邪可知矣。而甘草佐麻黄非独散寒，且可发越阳气而通于外，阳通结去，其病即瘥。

柴胡去半夏加栝蒌汤

治疟病发渴者，亦治劳疟。

---

① 半钱：原作"五分"，据杭图本及《金匮》改。

柴胡八两　　人参　　黄芩　　甘草各三两　　栝蒌根四两　　生姜二两
大枣十二枚

上七味，以水一斗二升，煮取六升，去滓，再煎，取三升，温服一升，日二服。

论曰：《内经》谓渴者刺足少阳，然此证殆是足少阳木也火也。胃土被火木之伤，则津液涸而燥渴，故用柴胡、黄芩治火木，人参、甘草补胃土，栝蒌生津液润燥，姜、枣发越营卫。若劳疟之由木火盛、荣卫衰、津液竭者，亦必以此而治也。

柴胡桂姜汤

治疟寒多，微有热，或但寒不热。服一剂如神。

柴胡半斤　　桂枝三两，去皮　　干姜二两　　栝蒌根四两　　黄芩三两
牡蛎三两，熬　　甘草二两，炙

上七味，以水一斗二升，煮取六升，去滓，再煎，取三升，温服一升，日三服。初服微烦，复服汗出便愈。

论曰：是疟也，以寒多言之，有若与牡疟相类，以药论之，则非也。牡疟邪客心下，此风寒湿痹于肌表，而肌表者，行阳以温分肉，今以邪痹之，其阳气不得通于外，遂郁伏于营血之间，半表半里之分也。阳化气热，血滞成瘀，着于其处，遇卫气行阳二十五度及之则病作。其肌表之邪并之于里故多寒，里气由表之痹胜不出与阳争故少热。是以用柴胡为君，发其郁伏之阳。佐以桂枝、干姜，散其肌表之痹。栝蒌根、牡蛎为臣，除留热，消瘀血。佐以黄芩，助柴胡治半表里。甘草以和诸药，调阴阳也。得汗则痹邪散，血热行而病瘳耳。

中风历节病脉证并治第五

论一首　脉证三条　方十二首①

夫风之为病，当半身不遂，或但臂不遂者，此为痹。脉微而数，中风使然。

论曰：此证②半身不遂者，偏风所中也。但臂不遂者，风从上受也。风之所客，凝涩营卫，经脉不行，分肉筋骨俱不利，故曰此为痹。卫者，水谷之悍气，阳也，温分肉，肥腠理，循行脉外，佐其动也，滑利充溢；营者，水谷之精气，阴也，循行脉中，应刻而动，沉静翕徐。今因风著为痹，营遂改微，卫遂变数，故脉微数也。此即《内经·风论》谓风各入其门户所中者之一证耳，其余散于各篇，不言风而病偏枯者，则不可胜数。或得之汗出偏沮③，或得之阳盛阴不足，或胃脉内外大小不一，或心脉小坚急，或肾水虚者。《灵枢》亦叙于热病篇中，皆能致偏枯、瘖痱之病。观④夫经旨，不言其邪，惟从阴阳脏气有余不足之故，岂非深有旨焉？殆是六淫、七情、饮食、起居、房劳，凡能伤其

---

① 十二首：中科院本作"十一首"。

② 证：杭图本作"言"。

③ 沮：底本及杭图本作"阻"，形近致误。《素问生气通天论》曰："汗出偏沮，使人偏枯。"据改。

④ 观：原作"现"，杭图本作"观"，由文意当从杭图本。

阴阳脏气之虚，致营卫经脉痹而不能周流于身者，皆是其邪也，不可一言而尽指之故尔。刘河间因不以此证列于风类，而乃入火类，曰中风瘫痪者，非谓肝木之风实甚，亦非外中于风，良由将息失宜，而心火暴甚，肾水虚衰，不能制之，则阴虚阳实，而热气怫郁，心神昏冒，筋骨不用，卒倒无知也。或即不死，发过而偏枯者，由经络左右双行，而热甚郁结，气血不得宣通。若一侧得通，则否者痹而瘫痪也。此论发前人所未发，观是书者，尤宜兼通焉。

寸口脉浮而紧，紧则为寒，浮则为虚，寒虚相抟，邪在皮肤。浮者血虚，络脉空虚，贼邪不泻，或左或右，邪气反缓，正气即急，正气引邪，喝僻不遂。邪在于络，肌肤不仁；邪在于经，即重不胜；邪入于腑，即不识人；邪入于脏，舌即难言，口吐涎。

论曰：《内经》有谓：十二经络脉者，皮之部也。百病之生，必先于皮毛。邪中之，则腠理开，开则邪入，客于络脉，留而不去，传入于经，留而不去，传入于腑，禀于肠胃。仲景今言是病，即此之谓也。络脉，盖经脉行气，皆在皮部，络脉浮近于皮肤，故善恶之色见于外。经脉伏行于隧道，故善恶之脉朝于寸口而后见。络脉不自动，随经脉而动，此由络脉之血空虚，所以脉见浮也。寒邪之气坚束，故浮紧之脉并见于寸口。络脉从经脉左右双行，当邪入之时不治，至于其邪随络脉流行，邪所在之侧则血虚，血虚则经气行不及而缓，邪所不在之侧则血和，血和则经气行如度而急，缓急牵引，故口眼喝僻不遂。邪在于络，其卫气循于皮肤之中，分肉之间者，与之相遇则不营于肌肤，故肌肤不仁。邪在于经，则营气之行涩，内不养于骨则骨重，外不滋于肉则身重而不胜。仲景所谓入腑入脏者，然腑有六，脏有五，果何腑脏也？原其意亦是《内经》之谓禀于胃者也。夫胃者土也，水谷之海，十二经皆受气于胃。胃者，六腑之总司，多气多血者也。心者神明之宅，五脏之主。由是，诸腑经络受邪，变极则归于胃，胃得之则热甚，津液壅溢为痰涎，闭塞隧道，营卫不行。胃之支别脉上络于心者，并堵其神气出入之窍，故不识人也。诸脏受邪，极而变者，亦必归于心，于是心得邪则神散而枢机息。舌者心之窍，枢机息则舌纵，廉泉开，舌纵则难以言，廉泉开则口流涎。此今世俗宗此说也。

侯氏黑散

治大风，四肢烦重，心中恶寒不足者。《外台》治风癫。

菊花四十分　白术十分　细辛三分　茯苓三分　牡蛎三分　桔梗八分　防风十分　人参三分　矾石三分　黄芩五分　当归三分　干姜三分　芎䓖三分　桂枝三分

上十四味，杵为散，酒服方寸匕，日一服。初服二十日，温酒调服，禁一切鱼肉、大蒜，常宜冷食，自能助药力，在腹中不下也①，热食即下矣，冷食自能助药力。

论曰：心主血，阳脏也。营卫不布，内无所养，则心中恶寒，不足生焉。是以甘菊花为君，治风兼治湿。治风以防风佐，治湿以白术佐。桔梗亦能治风痹，通膈气，舟楫之药。细辛、桂、芎助防风，矾石、茯苓助白术。黄芩、干姜、牡蛎开利内外寒热痹气，参、归更与干姜、牡蛎治心中恶寒不足者。初治欲开其痹着，则用温酒以行药势。禁诸热物，宜冷食者，为矾石

---

① 自能助药力在腹中不下也：原作"六十日止，即药积在腹中不下也"，杭图本同。据《金匮》改。

能固涩诸药，留积不散，取其久效。而矾性得冷即止，得热即下故也。

寸口脉迟而缓，迟则为寒，缓则为虚；营①缓则为亡血，卫缓则为②中风。邪气中经，则身痒而瘾疹；心气不足，邪气入中，则胸满而短气。

论曰：天道乾健而坤顺，人道亦应之，气健而血顺也。气血平和，然后脉不缓不急，不迟不数，日行百刻，以周于身而朝寸口，是以候寸口以求其虚实者焉，故寸口迟知阳气之健运不及则寒，寸口脉缓知营气应刻不逮。营气不逮则亡血，卫气不运则因而中风，经虚邪入。营卫不布于皮肤，血凝津滞，发为身痒瘾疹。然瘾疹有赤白，赤属血凝，白属津滞。由是言之，身痒瘾疹，不独风也，必津滞血凝而后成之，其津滞与湿同耳，非湿不成瘾疹。心为阳脏，阳不足则内应于心亦不足，营卫不健，与邪混郁于胸中，害其宗气之布息，故胸满而短气。

风引汤

除热瘫痫。

大黄　干姜　龙骨各四两　桂枝三两　甘草　牡蛎各二两　寒水石　滑石　赤石脂　白石脂　紫石　英石膏各六两

上十二味，杵，粗筛，以韦囊盛之，取三指撮，井花水三升，煮三沸，温服一升。治大人风引，少小惊痫瘈疭，日数十发，医所不疗，除热方。巢氏云：脚气宜风引汤。

论曰：风者，外司厥阴，内属肝木，上隶手经，下隶足经，中见少阳相火。所以风自内发者，由火热而生也。风生必害中

---

① 营：中科院本、杭图本作“荣”。
② 为：原脱，据杭图本及《金匮》补。

金匮方论衍义 · 48

土，土主四肢，土病则四肢不用，聚液成痰。瘫痪者，以风火夹痰注于四肢故也。痫者，以风热急其筋脉，内应于心主故也。由是二者，尽可用此汤治之。首用大黄之寒，走而不止者泻其火，火退风息，扫去滞痰固矣。然复用干姜之热，止而不走者，何哉？前哲有云：大黄之推陈致新，如将军之戡定祸乱。由是言之，将无监军，兵无向导，能独成其功乎？夫一阴一阳之谓道，故寒与热相济，行与止相须，然后寒者不惨，热者不酷，行者不疾，止者不停。所以大黄逐热行滞，以通营卫而利关节，则必以干姜安之，桂枝导之，佐大黄之达四肢脏腑而不肆其峻快。不然，将从诸石药而下走矣。桂枝又能散风木，干姜尤能治血，除风湿，去风毒，二者因得以相制相使。为是热瘫痫，犹虑干姜之热中，更以石膏、滑石制之。非惟中土免有寒热之患，其石膏、滑石又禀清肃之金性，亦以制木救土，泻阳明肺热，解肌肉风痹也。然而风自生者，必因阴水不足以制火，火因妄动而生风，风火妄动，满招损，反自致其心之精神不守，非镇重之剂则不能安其神，益其水。故以寒水石补阴水，紫石英、白石脂、赤石脂、牡蛎、龙骨敛精神，定魂魄，固根本也。

防己地黄汤

治病如狂状，妄行，独语不休，无寒热，其脉浮。

防己一钱　桂枝三钱　防风三钱　甘草二钱

上四味，以酒一杯，浸之一宿，绞取汁。生地黄二斤，哎咀，蒸之如斗米饭久，以铜器盛其汁，更绞地黄汁，和分再服。

论曰：狂走谵语有热，脉长者则阳明，若此无寒热，其脉浮者，非其证也。然脉浮者，血虚从邪并于阳而然也。《内经》

曰：邪入于阳则狂。此狂者，为五脏阴血虚乏，魂魄不精，昏乱而动，故如狂妄行语不休也。桂枝、防己、防风、甘草，酒浸其汁，用是轻清归之于阳，以散其邪。用生地黄之凉血补阴，熟蒸以归五脏，益精养神也。盖药生则散表，熟则补里，此煎煮法也，又是降阴法也。阴之不降者，必少升举以提其阳，然后降之方可下。不然，则气之相并，不得分解矣。

头风摩散方

大附子一枚，炮　盐等分

上二味，为散，沐了，以方寸匕已①摩疾上，令药力行。

论曰：头者，诸阳之所会，太阳为之长。若风寒湿客之，诸阳不得流通，与邪壅塞于巅而作痛。故用附子性之走者，于疾处摩散其邪，以盐味之润下，从太阳膀胱水性者佐之，用其引领诸阳下降，则壅通而病愈矣。

寸口脉沉而弱，沉即主骨，弱即主筋，沉即为肾，弱即为肝。汗出入水中，如水伤心，历节黄汗出，故曰历节。

论曰：肾主水，骨与之合，水性下，故脉沉者，病在骨也。肝藏血，筋与之合，血性濡，血虚则脉弱，故脉弱者病在筋也。心主汗，汗出入水，其汗为水所止，心气不得越，因而伤之。水汗相搏，聚以成湿，湿成则内应于脾。脾，土也，土克肾水，是以湿伤其骨。关节者，骨之所凑，筋之所束，故湿独善流关节，以克其所胜，侮其不胜。然水汗所郁之湿，久变为热，湿热相蒸，湿属土，土色黄，是以历节发出黄汗也。

趺阳脉浮而滑，滑则谷气实，浮则汗自出。

---

① 已：通"以"。《孙子兵法·作战》："故车战，得车十乘已上，赏其先得者。"

论曰：趺阳胃脉，胃属土，土者湿所化也。《脉经》谓浮滑为有宿食，此虽非宿食之谷，然滑乃阳盛也。《内经》曰：食入于胃，长气于阳。是乃饮食肥美所长之阳，成其湿热之气，宜乎亦得称之谷也。脉浮汗自出者，《内经》曰汗者谷之精气，今谷之盛阳出之于表，浮为卫虚，卫虚不能固其腠理，盛阳因自作汗出也。

少阴脉浮而弱，弱则血不足，浮则为风，风血相搏，即疼痛如掣。盛人脉涩小，短气，自汗出，历节疼①，不可屈伸，此皆饮酒汗出当风所致。

论曰：少阴脉者，太冲肾脉也，肾脉本沉，因饮食当风使之而浮，浮则肾伤。肾属阴，主血，肾伤血必不足而脉弱也。肥人本多气多血，其脉充盛，今反涩者，由其血不足也，小者，气衰也，何以致其脉而然欤？皆始于酒也。酒，湿热有毒，饮之过则散卫伤营，迫津为汗。汗出当风，乘虚入客，与卫相干，则短气自汗出。入伤筋骨，则历节疼痛，不可屈伸。

诸肢节疼痛，身体尪瘰②，脚肿如脱，头眩短气，温温欲吐，桂枝芍药知母汤主之。

桂枝芍药知母汤方

桂枝四两　芍药三两　甘草二两　麻黄二两　生姜五两　白术五两
知母四两　防风四两　附子二枚③，炮

上九味，以水七升，煮取二升，温服七合，日三服。

论曰：以药察之，当是风寒湿痹其营卫、筋骨、三焦之病，

---

① 疼：原作"痛"，据杭图本和《金匮》改。
② 尪瘰：中科院本作"魁瘰"，杭图本和《金匮》作"尪羸"。
③ 枚：底本及杭图本均作"两"，据《金匮》改。

何以言之？头眩短气，上焦痹也；温温欲吐，中焦痹也；脚肿如脱，下焦痹也；诸肢节疼痛，身体尪羸，筋骨痹也。尪羸之名虽近世无之，然考之于韵，以尪为大，以羸为筋结，由是观之，即身体支节所痛，筋结之处皆肿大也。然湿多则肿，寒多则痛，风多则动。故用桂枝治风，麻黄治寒，白术治湿。防风佐桂，附子佐麻黄、白术。其①芍药、生姜、甘草亦如桂枝汤之义，和发其营卫也。知母治脚肿，引诸药下行，祛邪益气力。此方有附子以行药势，为开痹之大剂。然分两多而水少，恐分其服而非一剂也，《三因方》云：每服四钱。

味酸则伤筋，筋伤则缓，名曰泄。咸则伤骨，骨伤则痿，名曰枯。枯泄相抟，名曰断泄。营气不通，卫不独行，营卫俱微，三焦无所御，四属断绝，身体羸瘦，独足肿大，黄汗出，胫冷。假令发热，便为历节也。

论曰：《内经》云：味过于酸，肝气以津。味过于咸，大骨气劳、短肌。以津，谓津液不行而内溢，短肌，谓走血而肌缩，大骨气劳，谓咸入骨走血，髓无养也。由是观之，此之泄者，即溢也。津液内溢，蓄而成湿，筋得湿则弛长而缓，故名之泄。枯者，髓无血养则减，减则骨痿，故名之枯。血走绝而不流名之断，湿胜而名之泄，血不流则营不通，营卫相将，营不通则卫不独行也。三焦形体，皆藉血以养，血亡则三焦无所依。四属者，皮、肉、脂、髓也，无血以滋则身体羸瘦。独有所蓄之湿，下流伤肾，肾主下焦，故脚肿大。湿胜则多汗，脾色黄，湿本于脾，故黄汗出。肾虚而阳不下降则胫冷。假令阴虚湿郁变热，则

---

① 其：原作"佐"，据中科院本、杭图本及《二注》改。

湿不泄而流于筋骨关节也。夫仲景可谓善于立言者矣。即如历节一证，各分其因，以水、以酒、以天气，此又以饮食之味，然独出治天气一方，人或怪其不具。噫！方可具哉？病有不常，体有强弱，时有寒暑，已出之方，犹目为准绳而已，又乌可执而不变耶？若能求经气，辨邪正，明药性，亦何患其有证无方，而不以三隅反也。

病历节不可屈伸，疼痛，乌头汤主之。

乌头汤方

治脚气疼痛不可屈伸。

麻黄　芍药　黄芪各三两　甘草炙　川乌五枚，咬咀，以蜜二升，煎取一升，即出乌头

上五味，咬咀四味，以水三升，煮取一升，去滓，纳蜜煎中，更煎之。服七合，不知，尽服之。

论曰：乌头汤概治历节不可屈伸疼痛，于方下又复言治脚气疼痛，不可屈伸，必当时集仲景书者，于此条下有方而无药，在治脚气中之方名同而有药，药性所治者又合，遂两出之，且二者之病皆由风寒伤于筋。麻黄开玄府，通腠理，散寒邪，解气痹。芍药以理血痹，甘草通经脉以和药。黄芪益卫气，气壮则邪退。乌头善走，入肝去风寒，故筋痹之甚者，必以乌头治之。然以蜜煎取缓其性，使之留连筋间，以利其屈伸。且蜜之润又可益血养筋，并制乌头燥热之毒。

矾石汤

治脚气冲心。

矾石二两

上一味，以浆水一斗五升，煎三五沸，浸脚良。

论曰：脚气病者，古人谓感水湿之邪，然即《内经》所谓痿痹厥逆证也。东垣有饮乳酪之说，余亦尝思之，足六经起于足五指之间，若天之六淫，与饮食寒热、劳逸之气久留，滞于足六经，不得循环而下坠者，皆足以致其气血衰弱而无力也，肿痹而不仁也，屈伸不利而疼痛也，气逆而上冲也，岂独感地之水湿者而然乎？然而此证上冲者，当是足少阴感湿上冲手少阴也。白矾味酸涩性燥，燥可去湿消肿，酸涩可收敛逆气。虽然，病重必当内服其药。脚气冲心，水克火也，岂细故哉？

附 方

《古今录验》续命汤

治中风痱，身体不能自收①，口不能言，冒昧不知痛处，或拘急不得转侧。姚云：与大续命②同，兼治妇人产后去血者，及老人小儿。

麻黄　桂枝　当归　人参　石膏　干姜　甘草各三两　芎䓖杏仁四十枚

上九味，以水一斗，煮取四升，温服一升，当小汗③，薄覆脊，凭几坐，汗出则愈。不汗更服，无所禁，勿当风。并治但伏不得卧，咳逆上气，面目浮肿。

论曰：痱病者，营卫气血不养于内外，故身体不用，机关不利，精神不治。然是证有虚有实，虚者自饮食、房劳、七情得之，如《内经》所谓内夺而厥，则为瘖痱之类是也；实者自风寒暑湿感之。虚者不可以实治，治之则愈散其气血。今此方明言其

---

① 收：杭图本收字后有"持"字。
② 大续命：原作"大续命汤"，据《金匮》改。
③ 汗：原作"便"，据中科院本、杭图本及《金匮》改。

中风，痹其营卫之属，实邪者也，故用续命名汤。续命乃麻黄汤之变者，加干姜开血受寒痹，石膏解肌受风痹，当归和血，人参益气，芎劳行血散风也。其并治但伏不得卧，咳逆上气，面目浮肿者，亦为风寒而致之也。

《千金》三黄汤

治中风，手足拘急，百节疼痛，烦热心乱，恶寒，经日不欲饮食。

麻黄五分　独活四分　细辛二分　黄芪二分　黄芩三分

上五味，以水六升，煮取二升，分温三服。一服小汗，二服大汗。心热加大黄二分，腹满加枳实一枚，气逆加人参三分，悸加牡蛎三分，渴加栝蒌根三分，先有寒加附子一枚。

论曰：此六气敛束筋经，阳气不布，内收于心则神乱而烦热□□□□①。

《近效方》术附汤②

治风虚头重眩，苦极，不知食味，暖肌，补中益精气。

白术二两　附子一枚半，炮，去皮　甘草一两，炙

上三味，剉，每五钱匕，姜五片、枣一枚，水盏半，煎七分，去滓，温服。

崔氏八味丸

治脚气上入，少腹不仁。

干地黄八两　山茱萸　薯蓣各四两　泽泻　茯苓　牡丹皮各三两
桂枝　附子炮。各一两

上八味，末之，炼蜜和丸，梧子大，酒下十五丸，日再服。

---

① □□□□：此处缺文。
② 术附汤：中科院本作"白术附子汤"。

《千金方》越婢加术汤

治肉极热，则身体津脱，腠理开，汗大泄，历①风气，下焦脚弱。

麻黄六两　石膏半斤　生姜三两②　甘草二两　白术四两　大枣十五枚

上六味，以水六升，先煮麻黄，去沫③，纳诸药，煮取三升，分温三服。恶风加附子一枚，炮。

---

① 历风气：中科院本作"属风气"。
② 三两：原作"二两"，据杭图本及《金匮》改。
③ 去沫：原作"去上沫"，据《金匮》删"上"字。

血痹虚劳病脉证并治第六

论一首　脉证九条　方九首

问曰：血痹病从何得之？师曰：夫尊荣人，骨弱肌肤盛，重因疲劳汗出，卧不时动摇，加被微风，遂得之。但以脉自微涩，在寸口关上小紧，宜针引阳气，令脉和，紧去则愈。

血痹，阴阳俱微，寸口关上微，尺中小紧，外证身体不仁，如风痹状，黄芪桂枝五物汤主之。

黄芪桂枝五物汤方

黄芪三两　芍药三两　桂枝三两　生姜六两　大枣十二枚

上五味，以水六升，煮取二升，温服七合，日三服。一方有人参。

夫男子平人，脉大为劳，极虚亦为劳。男子面色薄者，主渴及亡血，卒喘悸，脉浮者，里虚也。男子脉虚沉弦，无寒热，短气里急，小便不利，面色白，时目瞑，兼衄，少腹满，此为劳使之然。劳之为病，其脉浮大，手足烦，春夏剧，秋冬瘥，阴寒精自出，酸削不能行。男子脉浮弱而涩，为无子，精气清冷。一作冷。夫失精家，少腹弦急，阴头寒，目眩，一作目眶痛。发落，脉极虚芤迟，为清谷，亡血失精。脉得诸芤、动、微、紧，男子失精，女子梦交，桂枝龙骨牡蛎汤主之。

桂枝加龙骨牡蛎汤方《小品》云：虚弱[①]浮热汗出者，除桂加白薇、附子各三分，故曰二加龙骨汤。

桂枝　芍药　生姜各三两　甘草二两　大枣十二枚　龙骨　牡蛎各三两

上七味，以水七升，煮取三升，分温三服。

天雄散方

天雄三两，炮　白术八两　桂枝六两　龙骨三两

上四味，杵为散，酒服半钱匕，日三服，不知稍增之。

男子平人，脉虚弱细微者，善盗汗也。人年五六十，其病脉大者，痹侠[②]背行，苦肠鸣、马刀、侠瘿者，皆为劳得之。脉沉小迟，名脱气，其人疾行则喘喝，手足逆寒，腹满，甚则溏泄，食不消化也。脉弦而大，弦则为减，大则为芤，减则为寒，芤则为虚，寒虚相搏，此名为革。妇人则半产漏下，男子则亡血失精。

虚劳里急，悸，衄，腹中痛，梦失精，四肢酸疼，手足烦热，咽干口燥，小建中汤主之。

小建中汤方

桂枝三两，去皮　甘草二两，炙　大枣十二枚　芍药六两　生姜二两胶饴一升

上六味，以水七升，煮取三升，去滓，纳胶饴，更上微火消解，温服一升，日三服。呕家不可用建中汤，以甜故也。

《千金》疗男女因积冷气滞或大病后不复常，苦四肢沉重，骨肉酸疼，吸吸少气，行动喘乏，胸满气急，腰背强痛，心中虚悸，咽干唇燥，面体少色，或饮食无

---

① 虚弱：中科院本、杭图本作"虚羸"。

② 侠：通"夹"。《淮南子·道应》："两蛟侠绕其船。"

味，胁肋腹胀，头重不举，多卧少起，甚者积年，轻者百日，渐致瘦弱，五脏气竭，则难可复常，六脉俱不足，虚寒乏气，少腹拘急，羸瘠百病，名曰黄芪建中汤，又有人参二两。

虚劳里急，诸不足，黄芪建中汤主之。于小①建中汤内加黄芪一两半，余依上法。气短胸满者加生姜，腹满者去枣，加茯苓一两半，及疗肺虚损不足，补气加半夏三两。

虚劳腰痛，少腹拘急，小便不利者，八味肾气丸主之。方见脚气中。

虚劳诸不足，风气百疾，薯蓣丸主之。

薯蓣丸方

薯蓣三十分　当归　桂枝　曲②　干地黄　豆黄卷各十分　甘草二十八分　人参七分　川芎　芍药　白术　麦门冬　杏仁各六分　柴胡　桔梗　茯苓各五分　阿胶七分　干姜三分　白蔹二分　防风六分　大枣百枚，为膏

上二十一味，末之，炼蜜和丸，如弹子大，空腹酒服一丸，一百丸为剂。

虚劳，虚烦不得眠，酸枣汤主之。

酸枣汤方

酸枣仁二升　甘草一两　知母二两　茯苓二两　芎䓖二两　深师有生姜二两③

上五味，以水八升，煮酸枣仁得六升，纳诸药，煮取三升，分温三服。

---

① 小：原脱，据杭图本及《金匮》补。

② 曲：杭图本作"神曲"。

③ 深师有生姜二两：原在前服法后，据《金匮》改。

五劳虚极羸瘦，腹满不能饮食，食伤、忧伤、饮伤、房室伤、饥伤、劳伤、经络营卫气伤，内有干血，肌肤甲错，两目黯黑，缓中补虚。大黄䗪虫丸主之。

大黄䗪虫丸方

大黄十分，蒸　黄芩二两　甘草三两　桃仁一升　杏仁一升　芍药四两　干地黄十两　干漆一两　虻虫一升　水蛭百枚　蛴螬一升　䗪虫半升①

上十二味，末之，炼蜜和丸小豆大，酒饮服五丸，日三服。

附　方

《千金翼》炙甘草汤——云复脉汤

治虚劳不足，汗出而闷，脉结，悸，行动如常，不出百日，危急者十一日死。

甘草四两，炙　桂枝　生姜各三两　麦门冬半升　麻仁半升　人参　阿胶各二两　生地黄一斤　大枣三十枚

上九味，以酒七升，水八升，先煮八味，取三升，去滓，纳胶消尽，温服一升，日三服。

《肘后》獭肝散

治冷劳，又主鬼疰，一门相染。

獭肝一具，炙干末之，水服方寸匕，日三服。

---

① 半升：原作"半斤"，据中科院本、杭图本及《金匮》改。

肺痿肺痈咳嗽上气病脉证治第七

论三首　脉证四条　方十六首

　　问曰：热在上焦者，因咳为肺痿，肺痿之病何从得之？师曰：或从汗出，或从呕吐，或从消渴，小便利数，或从便难，又被快药下利，重亡津液，故得之。曰：寸口脉数，其人咳，口中反有浊唾涎沫者何？师曰：为肺痿之病。若口中辟辟燥，咳即胸中隐隐痛，脉反滑数，此为肺痈，咳唾脓血。脉数虚者为肺痿，数实者为肺痈。问曰：病咳逆，脉之何以知此为肺痈？当有脓血，吐之则死，其脉何类？师曰：寸口脉微而数，微则为风，数则为热；微则汗出，数则恶寒。风中于卫，呼气不入；热过于荣，吸而不出。风伤皮毛，热伤血脉。风舍于肺，其人则咳，口干喘满，咽燥不渴，时唾浊沫，时时振寒。热之所过，血为之凝滞，蓄结痈脓，吐如米粥，始萌可救，脓成则死。上气，面浮肿，肩息，其脉浮大，不治。又加利，尤甚。上气，喘而躁①者，属肺胀，欲作风水，发汗则愈。

　　肺痿吐涎沫而不咳者，其人不渴，必遗尿，小便数，所以然者，以上虚不能制下故也。此为肺中冷，必眩，多涎唾，甘草干姜汤以温之。若服汤已渴者，属消渴。

---

　　① 躁：底本及中科院本作"燥"，据杭图本及《金匮》改。

甘草干姜汤方

甘草四两，炙　干姜二两，炮

上咬咀，以水三升，煮取一升五合，去滓，分温再服。

咳而上气，喉中水鸡声，射干麻黄汤主之。

射干麻黄汤方

射干十三枚，一法三两　麻黄四两　生姜四两　细辛　紫菀　款冬花各三两　五味子半升　大枣七枚　半夏大者八枚，洗[①]，一法半升

上九味，以水一斗二升，先煮麻黄两沸，去上沫，纳诸药，煮取三升，分温三服。

咳逆上气，时时吐浊，但坐不得眠，皂荚丸主之。

皂荚丸方

皂荚八两，刮去皮，用酥炙

上一味，末之，蜜丸如梧子大。以枣膏和汤服三丸，日三夜一服。

咳而脉浮者，厚朴麻黄汤主之。

厚朴麻黄汤方

厚朴五两　麻黄四两　石膏如鸡子大　杏仁半升　半夏半升　干姜二两　细辛二两　小麦一升　五味子半升

上九味，以水一斗二升，先煮小麦熟，去滓，纳诸药，煮取三升，温服一升，日三服。

脉沉者，泽漆汤主之。

泽漆汤方

半夏半升　紫参五两，一作紫菀　泽漆三斤，以东流水五斗，煮取一斗五

---

① 洗：原在"八枚"前，据《金匮》乙转。杭图本作"大者洗半升"。

升^①　生姜五两　白前五两　甘草　黄芩　人参　桂枝各三两

上九味，哎咀，纳泽漆汁中，煮取五升，温服五合，至夜尽。

火逆上气，咽喉不利，止逆下气者，麦门冬汤主之。

麦门冬汤方

麦门冬七升　半夏一升　人参三两　甘草二两　粳米三合　大枣十二枚

上六味，以水一斗二升，煮取六升，温服一升，日三夜一服。

肺痈，喘不得卧，葶苈大枣泻肺汤主之。

葶苈大枣泻肺汤方

葶苈熬令黄色，捣丸如弹丸大　大枣十二枚

上先以水三升煮枣，取二升，去枣，纳葶苈，煮取一升，顿服。

咳而胸满，振寒，脉数，咽干不渴，时出浊唾腥臭，久久吐脓如米粥者，为肺痈，桔梗汤主之。

桔梗汤方亦治血痹

桔梗一两　甘草二两

上二味，以水三升，煮取二升，分温再服，则吐脓血也。

咳而上气，此为肺胀，其人喘，目如脱状，脉浮大者，越婢加半夏汤主之。

越婢加半夏汤方

麻黄六两　石膏半斤　生姜三两　大枣十五枚　甘草二两　半夏半

---

①升：原作"斗"，据中科院本、杭图本及《金匮》改。

升①

上六味，以水六升，先煮麻黄，去沫②，纳诸药，煮取三升，分温三服。

肺胀，咳而上气，烦躁而喘，脉浮者，心下有水，小青龙加石膏主之。

小青龙汤加石膏汤方《千金》证治同，外更加胁下痛引缺盆

麻黄　芍药　桂枝　细辛　甘草　干姜各三两　五味子　半夏各半升　石膏二两

上九味，以水一斗，先煮麻黄，去沫，纳诸药，煮取三升。强人服一升，羸者减之，日三服，小儿服四合。

附　方

《外台》炙甘草汤

治肺痿涎唾多，心中温温液液者。方见虚劳中。

《千金》甘草汤

甘草

上一味，以水三升，煮减半，分温三服。

《千金》生姜甘草汤

治肺痿咳唾③涎沫不止，咽燥④而渴。

生姜五两　人参三两　甘草四两　大枣十五枚

上四味，以水七升，煮取三升，分温三服。

---

① 升：原作"斤"，据杭图本及《金匮》改。
② 去沫：原作"去上沫"，据《金匮》改。
③ 唾：原脱，据中科院本、杭图本及《金匮》补。
④ 燥：原作"噪"，据中科院本、杭图本及《金匮》改。

《千金》桂枝去芍药加皂荚汤

治肺痿吐涎沫。

桂枝　生姜各三两　大枣十枚^①　皂荚二枚，去皮子，炙焦　甘草二两

上五味，以水七升，微微火煮取三升，分温三服。

《外台》桔梗白散

治咳而胸满，振寒，脉数，咽干不渴，时出浊唾腥臭，久久吐脓如米粥者，为肺痈。

桔梗　贝母各三分^②　巴豆一分，去皮熬，研如脂

上三味，为散，强人饮服^③半钱匕，羸者减之。病在膈上者吐脓血，膈下者泻出，若下多不止，饮冷水一杯则定。

《千金》苇茎汤

治咳有微热，烦满，胸中甲错，是为肺痈。

苇茎二^④升　薏苡仁半升^⑤　桃仁五十枚　瓜瓣半升

上四味，以水一斗，先煮苇茎得五升，去滓，纳诸药，煮取二升，服一升，再服，当吐如脓。

肺痈，胸满胀，一身面目浮肿，鼻塞清涕出，不闻香臭酸辛，咳逆上气，喘鸣迫塞，葶苈大枣泻肺汤主之。方见上，三日一剂，可至三四剂，此先服小青龙汤一剂，乃进。小青龙汤方见咳嗽门中。

---

① 十枚：原作"十二枚"，杭图本作"十五枚"，据《金匮》改。
② 三分：杭图本作"三两"。
③ 服：原脱，据杭图本及《金匮》补。
④ 二：原作"一"，中科院本作"三"，据杭图本及《金匮》改。
⑤ 升：原作"斤"，据杭图本及《金匮》改。

奔豚气病脉证治第八

论二首　方三首

师曰：病有奔豚，有吐脓，有惊怖，有火邪，此四部病皆从惊发得之。师曰：奔豚病，从少腹起，上冲咽喉，发作欲死，复还止，皆从惊恐得之。

奔豚，气上冲胸，腹痛，往来寒热，奔豚汤主之。

奔豚汤方

甘草　芎䓖　当归各二两　半夏四两　黄芩二两　生葛五两　芍药二两　生姜四两　甘李根白皮一升

上九味，以水二斗，煮取五升，温服一升，日三夜一服。

发汗后，烧针令其汗，针处被寒，核起而赤者，必发奔豚，气从小腹上至心，灸其核上各一壮，与桂枝加桂①汤主之。

桂枝加桂汤方

桂枝五两　芍药三两　甘草二两，炙　生姜三两　大枣十二枚

上五味，以水七升，微火煮取三升，去滓，温服一升。发汗后，脐下悸者，欲作奔豚，茯苓桂枝甘草大枣汤主之。

茯苓桂枝甘草大枣汤方

茯苓半斤　甘草二两，炙　大枣十五枚　桂枝四两

---

① 加桂：原脱。据中科院本、杭图本及《金匮》补。

上四味，以甘澜水一斗，先煮茯苓，减二升，纳诸药，煮取三升，去滓，温服一升，日三服。甘澜水法：取水二斗，置大盆内，以勺扬之，水上有珠子五六千颗相逐，取用之。

胸痹心痛短气病脉证治第九

论一首　证一首　方十首

师曰：夫脉当取太过不及，阳微阴弦，即胸痹而痛，所以然者，责其极^①虚也。今阳虚知在上焦，所以胸痹心痛者，以其阴弦故也。

平人无寒热，短气不足以息者，实也。

胸痹之病，喘息咳唾，胸背痛，短气，寸口脉沉而迟，关上小紧数，栝蒌薤白白酒汤主之。

栝蒌薤白白酒汤方

栝蒌实一枚，薤白半升　白酒七升

上三味，同煮，取二升，分温再服。

胸痹不得卧，心痛彻背者，栝蒌薤白半夏汤主之。

栝蒌薤白半夏汤方

栝蒌实一枚^②　薤白三两　半夏半升　白酒一斗

上四味，同煮，取四升，温服一升，日三服。

胸痹心中痞，留气结在胸，胸满，胁下逆抢心，枳实薤白桂枝汤主之，人参汤亦主之。

---

① 极：原脱，据杭图本、《金匮》补。

② 一枚：原后衍"捣"，据《金匮》删。

枳实薤白桂枝汤方

枳实四枚　厚朴四两　薤白半斤　桂枝一两　栝蒌实一枚，捣

上五味，以水五升，先煮枳实、厚朴，取二升，去滓，纳诸药，煮数沸，分温三服。

人参汤方

人参　甘草　干姜　白术各三两

上四味，以水八升，煮取三升，温服一升，日三服。

胸痹，胸中气塞，短气，茯苓杏仁甘草汤主之，橘枳姜汤亦主之。

茯苓杏仁甘草汤方

茯苓三两　杏仁五十个　甘草一两

上三味，以水一斗，煮取①五升，温服一升，日三服不瘥，更服。

橘枳姜汤方

橘皮一斤　枳实三两　生姜半斤

上三味，以水五升，煮取二升，分温再服。《肘后》《千金》云：治胸痹，胸中愊愊②如满，噎塞习习如痒，喉中涩，唾燥沫。

胸痹缓急者，薏苡③附子散主之。

薏苡附子散方

薏苡仁十五两　大附子十枚，炮

上二味，杵为散，服④方寸匕，日三服。

---

① 取：原脱，据杭图本及《金匮》补。
② 愊（bì 必）愊：郁结貌。
③ 薏苡：原作"薏苡仁"，据杭图本及《金匮》改。下同
④ 服：原作"每服"，据中科院本、杭图本及《金匮》改。

心中痞，诸逆心悬痛，桂枝生姜枳实汤主之。

桂枝生姜枳实汤方

桂枝　生姜各三两　枳实五枚

上三味，以水六升，煮取三升，分温三服。

心痛彻背，背痛彻心，乌头赤石脂丸主之。

乌头赤石脂丸方

蜀椒一两，一法二分　乌头一分，炮　附子半两，炮，一法一分　干姜一两，一法一分　赤石脂一两，一法二分

上五味，末之，蜜丸如桐子①大，先食服一丸，日三服，不知，稍加服。

九痛丸

治九种心痛。

附子三两，炮　生狼牙一两，炙香　巴豆一两，去皮心，熬，研如脂②　干姜　吴茱萸各一两　人参一两

上六味，末之，炼蜜丸，如桐子③大，酒下，强人初服三丸，日三服，弱者二丸。兼治卒中恶，腹胀痛，口不能言。又治连年积冷，流注心胸痛、并冷冲上气、落马坠车血疾等，皆主之，忌口如常法。

---

① 桐子：原作"梧子"，据中科院本及《金匮》改。
② 研如脂：原作"研如泥脂"，据杭图本、《金匮》改。
③ 桐子：原作"梧子"，据中科院本及《金匮》改。

腹满寒疝宿食病脉证治第十

论一首　脉证十六条　方十四首

　　趺阳脉微弦，法当腹满，不满者必便难，两胠疼痛，此虚寒从下上也，以^①温药服之。病者腹满，按之不痛为虚，痛者为实，可下之。舌黄未下者，下之黄自去。腹满时减，复如故，此为寒，当与温药。病者痿黄，躁而不渴，胸中寒实而利不止者，死。寸口脉弦者，即胁下拘急而痛，其人啬啬恶寒也。夫中寒家，喜欠，其人清涕出，发热色和者，善嚏。中寒，其人下利，以里虚也，欲嚏不能，此人肚中寒。一云痛。夫瘦人绕脐痛，必有风冷，谷气不行，而反下之，其气必冲，不冲者，心下则痞也。

　　病腹满，发热十日，脉浮而数，饮食如故，厚朴七物汤主之。

厚朴七物汤方

　　厚朴半斤　甘草　大黄各三两　大枣十枚　枳实五枚　桂枝二两　生姜五两

　　上七味，以水一斗，煮取四升，温服八合，日三服。呕者加半夏五合，下利去大黄，寒多者加生姜至半斤。

　　腹中寒气，雷鸣切痛，胸胁逆满，呕吐，附子粳米汤主之。

---

　　① 以：原作"当以"，"当"字为衍文，据《金匮》删。

附子粳米汤方

附子一枚,炮　半夏半斤　甘草一两　大枣十枚　粳米半升

上五味,以水八升,煮米熟汤成,去滓,温服一升,日三服。

痛而闭者,厚朴三物汤主之。

厚朴三物汤方

厚朴八两　大黄四两　枳实五枚

上三味,以水一斗二升,先煮二味,取五升,纳大黄,煮取三升,温服一升,以利为度。

按之心下满痛者,此为实也,当下之,宜大柴胡汤。

大柴胡汤方

柴胡半斤　黄芩三两　芍药三两　半夏半升,洗　枳实四枚,炙　大黄二两　大枣十二枚　生姜五两

上八味,以水一斗二升,煮取六升,去滓,再煎,温服一升,日三服。

腹满不减,减不足言,当须下之,宜大承气汤。

大承气汤方

大黄四两,酒洗　厚朴半斤,去皮,炙　枳实五枚,炙　芒硝三合

上四味,以水一斗,先煮二物,取五升,去滓,纳大黄,煮取二升,纳芒硝,更上火微[①]一二沸,分温再服,得下,余勿服。

心胸中大寒痛,呕不能饮食,腹中寒,上冲皮起,出见有头足,上下痛而不可触近,大建中[②]汤主之。

---

① 火微:原作"微火煎","微火"为倒文,"煎"为衍文,据《金匮》乙转,并删。

② 中:原脱,据中科院本、杭图本及《金匮》补。

大建中汤方

蜀椒二合，去汗　干姜四两　人参二两

上三味，以水四升，煮取二升，去滓，纳胶饴一升，微火煎取一升半，分温再服，如一炊顷，可饮粥二升，后更服，当一日食糜，温覆之。

胁下偏痛，发热，其脉弦紧，此寒也，以温药下之，宜大黄附子汤。

大黄附子汤方

大黄三两　附子三枚，炮　细辛二两

上三味，以水五升，煮取二升，分温三服。若强人煮取二升半，分温三服，服后如人行四五里，进一服。

寒气厥逆，赤丸主之。

赤丸方

茯苓四两　半夏四两，洗，一方用桂　乌头二两，炮　细辛一两，《千金》作人参

上四味，末之，内真朱为色，炼蜜丸如麻子大，先食酒饮下三丸，日再夜一服，不知稍增之，以知为度。

腹痛，脉弦而紧，弦则卫气不行，即恶寒，紧则不欲食，邪正相抟，即为寒疝，绕脐痛①，若发则白汗出，手足厥冷，其脉沉弦者，大乌头煎主之。

乌头煎方

乌头大者五枚，熬去皮，不㕮咀

上以水三升，煮取一升，去滓，纳蜜二升，煎令水气尽，取

---

① 绕脐痛：原前衍"寒疝"，据《金匮》改。

二升，强人服七合，弱人服五合。不瘥，明日更服，不可日^①再服。

寒疝腹中痛，及胁痛里急者，当归生姜羊肉汤主之。

当归生姜羊肉汤方

当归三两　生姜五两　羊肉一斤

上三味，以水八升，煮取三升，温服七合，日三服。若寒多者，加生姜成一斤；痛多而呕者，加橘皮二两、白术一两。加生姜者，亦加水五升，煮取三升二合，服之。

寒疝腹中痛，逆冷，手足不仁，若身疼痛，灸刺诸药不能治，抵当乌头桂枝汤主之。

乌头桂枝汤方

乌头

上一味，以蜜二斤，煎减半，去滓，以桂枝汤五合解之，得^②一升后，初服二合，不知，即服三合，又不知，复加至五合。其知者，如醉状，得吐者，为中病。

桂枝汤方

桂枝三两，去皮　芍药三两　甘草二两，炙　生姜三两　大枣十二枚

上五味，㕮咀，以水七升，微火煮取三升，去滓。

其脉数而紧乃弦，状如弓弦，按之不移。脉数弦者，当下其寒；脉紧大而迟者，必心下坚；脉大而紧者，阳中有阴，可下之。

---

① 日：原作"一日"，据《金匮》删。
② 得：原前衍"令"，据《金匮》删。

附　方

《外台》乌头汤

治寒疝腹中绞痛，贼风入攻五脏，拘急，不得转侧，发作有时，使人阴缩，手足厥逆。方见上。

《外台》柴胡桂枝汤方^①

治心腹卒中痛者。

柴胡四两　黄芩　人参　芍药　桂枝　生姜各一两半^②　甘草一两　半夏二合半　大枣六枚

上九味，以水六升，煮取三升，温服一升，日三服。

《外台》走马汤

治中恶，心痛腹胀，大便不通。

巴豆二枚，去皮心，熬　杏仁二枚

上二味，以绵缠，槌令碎，热汤二合，捻取白汁，饮之当下，老小量之。通治飞尸鬼击病。

问曰：人病有宿食，何以别之？师曰：寸口脉浮而大，按之反涩，尺中亦微而涩，故知有宿食，大承气汤主之。脉数而滑者实也，此有宿食，下之愈，宜大承气汤。下利，不欲食者，有宿食也，当下之，宜大承气汤方。见痉病中。

宿食在上脘，当吐之，宜瓜蒂散。

瓜蒂散方

瓜蒂一分，熬黄　赤小豆一分，煮

---

① 方：原脱，据杭图本及《金匮》补。

② 一两半：原作"一两五钱"，据《金匮》改。

上二味，杵为散，以香豉七合煮取汁，和散一钱匕，温服之。不吐者，少加之，以快吐为度而止。亡血及虚者不可与之。

脉紧如转索无常者，有宿食也。脉紧，头痛风寒，腹中有宿食不化也。一云寸口脉紧。

五脏风寒积聚病脉证并治第十一

论二首　脉证十七条　方二首

肺中风者，口燥而喘，身运而重，冒而肿胀。

论曰：肺者，手太阴燥金，与足太阴同为湿化，内主音声，外合皮毛，居上焦阳部，行营卫，在五行生克则畏火制木。今为风中之，风者内应肝木之气，得火反侮所不胜之金，然木之子火也，火必随母而至。风能胜湿，热能烁液，故为口燥。风火皆阳，二者合则摇动不宁。动于肺则燥其所兼之湿，鼓其声音，有出难入而作喘鸣。动于荣卫，鼓其脉络肌肉，则身运作重，冒而肿胀。虽然，叙此风中于肺之病，固未足以尽其症也，然亦可少见肺脏之真，失其运用者如是。若夫《内经》之谓：肺，风者，多汗、恶风、色白、时咳，昼差暮甚，又是叙其邪在肺作病态者如是。各立一义，以举其例尔，后人要自此而推，皆可得之。其在脏在舍在经络，凡主之病，不患其不备也。余脏皆然。

肺中寒，吐浊涕。

论曰：肺者，阴也，居阳部，故曰阳中之阴，谓之娇脏。恶热复恶寒，过热则伤所禀之阴，过寒则伤所部之阳。为相傅之官，布化气液，行诸内外，是故阳伤则气耗，阴伤则气衰。今寒中之，则气液蓄于胸，以成浊饮而吐出于口，蓄于经脉以成浊涕而流出于鼻，以鼻是肺脏呼吸之门故也。

肺死脏，浮之虚，按之弱，如葱叶，下无根者死。

论曰：肺金主秋，当夏至四十五日后，阴气微上，阳气微下之际。《内经》论其平脉曰：气来轻虚以浮，来急去散。又曰：微毛为有胃气。又曰：厌厌聂聂，如落榆荚。则是形状类其阴阳微上下之象者如此。及论死脉则曰：真肺脉至大而虚，如毛羽中人肤。又曰：来如物之浮，如风吹毛。又曰：但毛无胃。则是阳气不下，阴气不上，盛阳当变阴而不变，既不收敛，又不和缓，惟浮之而欲散，死可知矣。非惟不变化而见是脉者死，因火克金而阴亡者亦死，《内经》有谓死阴之属不过三日死，此之谓也。今之所谓死脉，正与《内经》者同。然阴者阳之根，浮者有之，沉者亦有之，根壮而后枝叶茂。叙平脉虽贵其轻虚以浮，非其全无沉者，但浮沉皆止于三菽之重尔，不欲其如石之沉也。今谓浮之虚，按之又弱如葱叶，于三菽其有几哉？脉无三菽之几，其能生乎？越人曰：肝与肺有生熟浮沉之异，生浮则熟沉，生沉则熟浮，独二脏有是，何哉？盖阳极生阴，阴极生阳，更始体用之气在二脏，故二脏之形亦如之。缘肺居阳部，故体轻浮主气以象阳，阳极变阴，故用收敛以象阴。肝居阴部，故体重沉，藏血以象阴，阴极变阳，故用升发以象阳。浮沉殆此耳，五脏阴阳各具一体用，不可不察。

肝中风者，头目瞤，两胁痛，行常伛，令人嗜甘。

论曰：六气在天为风，在地为木，在脏为肝。肝与筋合，肝之筋与经脉皆出足大指之端，过股内，上循两胁，出胸中，至于巅。今以肝属风之脏，又中于风，是故风摇上者为头目瞤；风甚则亢，亢则害，承乃制，兼金之化，于是血液皆衰，经筋尽从，收敛而急束，故两胁痛，不能俯仰，伛而行。《内经》曰：肝苦急，急食甘以缓之，故喜嗜甘也。此论著经筋者固然也，若夫《内经》谓肝风者之状，多汗恶风，善悲，色苍，嗌干，喜怒，时憎女子，此又并言其脏之性用而然也。

肝中寒者，两臂不举，舌本燥，喜太息，胸中痛，不得转侧，食则吐而汗出也。《脉经》《千金》云：时盗汗，咳，食已吐其汁。

论曰：肝者，阴中之阳，其气温和，启陈舒荣而魂居之，并神出入。然所畏者金也，金性凉，其气收敛，劲切肃杀，故得以克之。今更中于寒，金乃水之母，母必从子而至，以害其本，凝泣气血，生化失政。不荣于上之筋脉者则两臂不举，不荣于所。

肝死脏，浮之弱，按之如索不来，或曲如蛇行者，死。

肝着，其人常欲蹈其胸上，先未苦时，但欲饮热，旋覆花汤主之。臣亿等校^①诸本旋覆花汤方，皆同。

心中风者，翕翕发热，不能起，心中饥，食即呕吐。心中寒者，其人苦病心如啖蒜状，剧者心痛彻背，背痛彻心，譬如蛊注。其脉浮者，自吐乃愈。心伤者，其人劳倦，即头面赤而下重，心中痛而自烦，发热，当脐跳，其脉弦，此为心脏伤所致也。

---

① 校：原作"按"，据《金匮》改。

论曰:《内经》谓:心者,君主之官,神明出焉,主明则下安,不明则十二官危,形乃大伤。由此观之,主不明十二官且危,况所安之宅乎?仲景所谓心伤者,岂非心神因七情伤之者欤?何则?神乃气之主帅,气乃神之卒徒,情乱其神则神迁,神迁则脏真之气应之而乱,久则衰,衰则心伤矣。心伤而复加劳役,脏之真阴不能持守其火,而火乱动,上炎头目即发赤;脏真从火炎,不得下行,而阴独在下,故重;心虚则肾水乘之,内作心痛而烦,外在经络之阳,不得入与脏通,故发热;心脉络于小肠者,以火气不行,伏鼓而动作,故当脐跳。仲景以弦脉为阴为虚,今见于心之阳脏者,乃由心伤,所以得是脉也。

心死脏,浮之实如麻豆,按之益躁疾者死。

论曰:按《内经》有云:心脉如钩,但钩无胃曰死。又云:死心脉,来前曲后居,如操带钩,曰心死。又云:心脉至坚而抟,如循薏苡子,累累然乃死。由是观之,死心脉固不可以一象言,然以 [①] 脏气求之,象虽不一,阴阳之道未之有异也,何则?心脉主夏,阳气盛极于阴始生之时,极而不能生阴者死,阴盛而反胜其阳者亦死,阴阳不行者亦死。乃以动静往来者候之而已,来者候其阳,去者候其阴,来盛而去衰如钩者,是阳极阴生,得其和平者也。夫阴阳之相生必资以土气,无胃则不得相生,阴阳虽暂往来如钩,终莫有雍容和缓气象,其能久而不死乎?和平之钩者,则后曲,若前曲者反之也。所以如操带钩,亦无胃气故也。如阴阳生化,从守其脏。惟若薏苡子短数而动,又能无死乎?以此而言,是条之如麻豆者,殆与薏苡子象同,益躁疾者,

---

① 以:原作"能",据中科院本及文意改。

气脱亡阴也，故称死脉。

邪哭使魂魄不安者，血气少也；血气少者属于心，心气虚者，其人则畏，合目欲眠，梦远行而精神离散，魂魄妄行。阴气衰者为癫，阳气衰者为狂。

论曰：夫神之所任物而不乱者，由气血维持而养之以静也。若气血衰少，则神失所养而不宁。并神出入者谓之魂，守神之舍者谓之魄，神不宁则悲，悲则魂魄不安矣。心与目内外相关，目开则神存于心中而应事，目合则神散于心外而妄行，故畏合目。《内经》有谓：阳盛则梦飞，阴盛则梦堕。今以虚不以盛，故梦不飞不堕，惟远行耳。神既不能存，所言癫狂，非通论五脏阴阳上下相并之病，乃独指心脏，分气血阴阳相倾者也。盖阴在内为阳之守，阳在外为阴之卫，若阴气衰则阳气并于内，神亦入于阴，故癫。癫病者，神与声皆闭藏而不发。若阳气衰，则阴气并于外，神亦出于阳，故狂。狂病者，神与声皆散乱而妄动也。

脾中风者，翕翕发热，形如醉人，腹中烦重，皮目瞤瞤而短气。

论曰：风，阳邪也，内应肝。在心脏者尚为翕翕发热，况脾属土，是贼邪者乎？岂得不更外掣其皮目瞤瞤，内乱其意如醉人，而腹中烦也。脾受贼邪，气力散解，故重而短气。且《内经》谓：脾风者，身体怠堕，四肢不欲动。由此而言，亦不止腹中烦重而已。

脾死脏，浮之大坚，按之如覆杯，洁洁状如摇者，死。臣亿等^①详五脏各有中风、中寒，今脾只载中风，肾中风、中寒俱不载者，以古文简乱极

---

① 等：原脱，据杭图本及《金匮》补。

多，去古既远，无文可以补缀也。

论曰：按《内经》谓死脾脉来锐坚，如乌之喙，如鸟之距，状其独阴独阳而不柔和也；如屋之漏，状其动止之不常也；如水之流，状其来去之无节也；如弱而乍疏乍数者，状其进退无度也。今仲景所云亦类此。浮之益大坚，非类乌喙乎？按之如覆杯，非类鸟距者乎？洁洁如摇者，非类屋漏与乍疏乍数者乎？

跌阳脉浮而涩，浮则胃气强，涩则小便数，浮涩相搏，大便则坚，其脾为约，麻子仁丸主之。

麻子仁丸方

麻子仁①二升　芍药半斤　枳实一斤　大黄一斤　厚朴一尺　杏仁一升

上六味，末之，炼蜜和丸梧子大，饮服十丸，日三②，以知为度。

论曰：此条又见《伤寒论》阳明证中。注曰：跌阳，脾胃之脉。浮为阳，知胃气强；涩为阴，知脾为约。约者，俭约之约，又约束之约。《内经》曰：饮入于胃，游溢精气，上输于脾，脾气散精，上归于肺，通调水道，下输膀胱，水精四布，五经并行，是脾主为胃行其津液者也。今胃强脾弱，约束津液，不得四布，但输膀胱，致小便数，大便难，与脾约丸通肠润燥。故用麻仁、杏仁之甘，缓脾而润燥；津液不足，以酸收之，芍药之酸以敛津液；肠燥胃强，以苦泄之，枳实、厚朴、大黄之苦，下燥结而泄胃强也。然虽杂病，亦有内热致胃强脾约之病，故又出此于五脏证中。

---

① 仁：原脱，据杭图本及《金匮》补。
② 日三：此后原衍"服"字，据《金匮》删。

肾着之病，其人身体重，腰中冷，如坐水中，形如水状，反不渴，小便自利，饮食如故，病属下焦，身劳汗出，衣—作表。里冷湿，久久得之，腰以下冷痛，腹重如带五千钱[1]，甘姜苓术汤主之。

甘草干姜[2] 茯苓白术汤方[3]

甘草 白术各二两 干姜 茯苓各四两

上四味，以水五升，煮取三升，分温三服，腰中即温。

论曰：《内经》谓：湿胜为着痹，虽在五脏，皆能致之。今特举肾着病为湿者，是克肾水，贼邪害其两肾间所系原气，病痹之尤者故耳。腰乃肾之府，肾之病气必归腰。夫湿性寒也，肾水亦寒也，寒邪着寒脏，是以阴气多而阳气少矣，故腰中冷，如坐水中。然膀胱内合于肾，引其精气抵腰夹脊，领诸阳行于表，肾既病着而膀胱反引其所着之阴寒出之，以致荣卫不得温分肉，利腠理，故身重形如水状。今邪止着下焦，其肾气不逆于于上中二焦，于是饮食如故，不渴，小便自利，但如水状而已，故曰属下焦。自身劳以下，又是继而云者，不然，何以属下焦断章之后复云尔。假谓以结上文之病由，宁再举其腰腹之病欤？盖犹《内经》之凡言天地六淫已，然后必及杂邪，此条亦若是。先之以天地之湿，继之以衣汗，以明湿之等也。复明肾司于下，治于内，今阴多阳少，司下失政则腰以下冷痛，治内失职则腹重如带五千钱。本草以甘草通血脉，益原气；干姜治风湿痹，肾腰中冷痛；白术亦治湿痹，利腰脐间血，逐皮肉间水气；茯苓利小便，伐肾

---

① 五千：原误作"千五"，据中科院本、杭图本及《金匮》乙转。

② 干姜：原脱，据杭图本及《金匮》补。

③ 方：杭图本于此字后用红字注"后世更名肾着汤"。

邪，暖腰膝，成方如此。

肾死脏，浮之坚，按之乱如转丸，益下入尺中者，死。

论曰：按《内经》谓：死肾脉来，发如夺索，辟辟如弹石。又谓：搏而绝，如指弹石，辟辟然。是皆无胃气而天真之阳已亡，惟真脏之残阴随呼吸而动，以形本脏所禀之象耳。今之所谓者亦然。浮以候外，外，阳也。坚者，犹弹石、夺索，不轻虚，辟辟状，同义，乃真阴出之阳也。按以候里，里，阴也。动则为阳，乱动如转丸，乃真阳将去，动无伦序，不能来去，惟悬丝息于其中。若益入下，

乃去中已，此阴阳离决，死兆彰矣。

问曰：三焦竭部，上焦竭善噫，何谓也？师曰：上焦受中焦气未和，不能消谷，故能①噫耳；下焦竭，即遗溺失便，其气不和，不能自禁制，不须治，久则愈。

论曰：竭者，涸也。上焦属心肺，一阴一阳之部。肺主气，心主血，以行荣卫。卫为气，荣为血，于是气血但有一者衰弱，则荣卫不能相将而行，上焦气化之政竭矣。虽受中焦谷气，亦不能消散，而聚于胸中，必待噫而出之。下焦属肝肾，亦是一阴一阳之部。肾主闭藏，肝主疏泄，其气不和，则荣不为内守，卫不为外固，则下焦如渎，气化之政竭矣，故小便不禁而遗溺也。久而荣卫和则自愈，不须治之。尝考《伤寒论》脉法中有云：寸口脉微而涩，微者卫气不行，涩者荣气不逮，荣卫不能相将，三焦无所仰，不归其部。上焦不归者，噫而酢吞；中焦不归者，不能消谷引食；下焦不归者，则遗溲，正此之谓也。然而噫《内经》

---

① 能：原作"令"，据《金匮》改。

以出于心，又为出于胃，《灵枢》又为脾是动者为噫，夫如是则噫者不惟出于上焦，而中焦亦噫也。遗溺亦不惟此而已，《内经》以督脉所生病为遗溺，《灵枢》以肝所生病亦遗溺。

师曰：热在上焦者，因咳为肺痿；热在中焦者，则为坚；热在下焦者，则尿血，亦令淋秘不通。大肠有寒者，多鹜溏；有热者，便肠垢。小肠有寒者，其人下重便血；有热者，必痔。

论曰：热在上焦为肺痿者，义同前肺痿条。然在中焦则为坚，亦与本条脾约义同。热在下焦尿血及淋秘者，三焦下输，入络膀胱，即《内经》所谓胞移热于膀胱，癃溺血者同意。盖膀胱如州都之官，气化而溺出焉。热在血，则血泄入膀胱，尿而出之。热在气，则气郁成燥，水液因凝，故小便出则淋秘不通。虽然，淋秘属气郁，亦有血郁膀胱者，气病溺色白，血病溺色赤。此论谓热在下焦，下焦固不独膀胱，若肾若肝若小肠，皆居下焦，各能积其热，如胞之移入膀胱者，入则必自其窍出之。亦有不因下焦而溺血者，如《内经》谓：悲哀太甚，阳气内动，发则心下崩，数溲血之类。由是言之，病各有其标本，且治法曰：先病者治其本，遇是证，未可独以下焦之热一语，而更不求所由来者焉，淋秘亦然。鹜溏者，大肠寒，则阳衰不能坚实其糟粕，故屎薄中而有少结，如鹜屎者尔。肠垢者，大肠属金，主液，有热则金就燥，郁滞其液，涩而不行，积为肠垢，若脓若涕，频并窘迫后重，下而不彻，亦有垢不因大肠移热而与之者。小肠下重便血者，正与《内经》所谓维阴下血相类。小肠属火，为心之腑，心主血，小肠寒则阳不发越，因郁为下重，血亦不入于脉，随其所郁而便下。虽然，便血亦有火热而溢者，不惟小肠寒而已。小肠有热痔者，小肠从脐下入大肠肛门，由肛门总为大小肠出便之门户故也。虽然，大肠筋脉横解者亦自为痔，督脉生病者亦作痔，仲景因举小肠寒热之病，故出其一者耳。

问曰：病有积、有聚、有谷气，何谓也？师曰：积者，脏病也，终不移；聚者，腑病也，发作有时，展转痛移，为可治；谷气者，胁下痛，按之则愈，复发，为谷气。诸积大法：脉来细而附骨者，乃积也。寸口积在胸中；微出寸口，积在喉中；关上，积在脐旁；上关上，积在心下；微下关，积在小腹。尺中，积在气冲；脉出左，积在左；脉在①右，积在右；脉两出，积在中央。各以其部处之。

论曰：仲景立积聚之名，盖以脏者阴也，腑者阳也，阳动而阴静。脏主血，脏病则血凝，凝故不移而名曰积。腑主气，腑病则气停，停则终必动而名曰聚。谷气者，即首章所谓谷饪之邪，从口入，宿食之气也。胁下，脾之募，章门穴在其处。凡饮食入胃，则输精于脾，脾若不胜其气之所宜者，则不布于三阴而积之于其募，故按之则所积之气暂开而痛愈，复集则又痛，是名谷气。自此而观，谷气不独归于胁下。夫饮食之气味，各有成喜入之脏，宁无从其所喜而入之处而病者乎？及夫胁下痛，亦非止谷气，悬饮亦痛，寒邪泣血在肝亦痛，但按之散与不散为异耳。虽然，寒气之客于小络者，按之暖，其痛亦愈。及考《内经》《灵枢》，有积瘕而无聚，仲景去其瘕而名聚，《内经》不分积瘕动静，而仲景分之，《灵枢》有着筋经之动静者，仲景不言，此仲景与前方不可同语也。及巢氏又增之为四，曰积、曰聚、曰癥、曰瘕。积聚由腑脏虚弱，受风邪抟其气之所致也。癥瘕由饮食不

---

① 在：原作"出"，据《金匮》改。

消，聚结渐长所致。盘牢不移动者，癥也；可推移者，瘕也。陈无择宗其说，遂以积聚气结者属肺，癥瘕血结者属肝，更有五脏相传之积，此与仲景之言者又不相侔 ① 矣。《内经》《灵枢》以风寒、饮食、七情杂然为积瘕之邪，巢氏、陈氏分之如此，今古绝异，殆不可贯于一矣。自今观之，仲景独用动静立名，初不关于《内经》《灵枢》，巢氏乃因仲景不言其邪，遂分四者之名，陈氏又从而立肝肺之名。吁！名愈分而理愈不明。名以人立，固从时迁可也，邪可迁乎哉？《内经》《灵枢》未尝以风寒不病其血，饮食不害其气，而今乃定之若是。古之然耶？今之然耶？

---

① 侔（móu 眸）：相等，齐。

痰饮咳嗽病脉证并治第十二

论一首　脉证二十一条　方十八首

问曰：夫饮有四，何谓也？师曰：有痰饮，有悬饮，有溢饮，有支饮。问曰：四饮何以为异？师曰：其人素盛今瘦，水走肠间，沥沥有声，谓之痰饮；饮后水流在胁下，咳唾引痛，谓之悬饮；饮水流行，归于四肢，当汗出而不汗出，身体疼①重，谓之溢饮；咳逆倚息，短气不得卧，其形如肿，谓之支饮。

论曰：水性走下，而高源之水流入于川，川入于海。塞其川则洪水泛溢，而人之饮水亦若是也。《内经》曰：饮入于胃，游溢精气，上输于脾。脾气散精，上归于肺，通调水道，下输膀胱，水精四布，五经并行。今以所饮之水，或因脾土壅塞而不行，或因肺气燥滞而不通，以致流溢，随处停积。水入肠间者，大肠属金主气，小肠属火，水与气火相抟，气火皆动，故水入亦不得停，流走肠间，沥沥有声，是名痰饮。然肠胃与肌肤为合，素受水谷之气，长养而肥盛，今为水所病，故肌肉消瘦也。水入胁下者，属足少阳经。少阳脉从缺盆下胸中，循胁里，过季胁之部分，其经多气，属相火，今为水所积，则其气不利，从火上逆胸中，遂为咳唾，吊引胁下痛，是名悬饮。水泛溢于表，表，阳

金匮方论衍义

88

---

① 疼：原作"痛"，据《金匮》改。

也。流入四肢者，四肢为诸阳之本，十二经脉之所起，水至其处，若不胜其表之阳，则水散当为汗出。今不汗，是阳不胜水，反被阻碍经脉荣卫之行，故身体痛重，是名溢饮。水流入膈间，宗气不利，阳不得升，阴不得降，呼吸之息，与水迎逆于其间，遂作咳逆倚息，短气不得卧，荣卫皆不利，故形如肿也，是名支饮。

水在心，心下坚筑，短气，恶水不欲饮。

论曰：心属火，火，阳也，阳主动。肾属水，水，阴也，阴主静，静则坚。今水在心下，以水克火，水守于外故坚。火内郁不宁，故筑筑然动而短气。水既外停，故恶水不欲饮也。

水在肺，吐涎沫，欲饮水。

论曰：观夫仲景凡出病候，随其脏气变动而言之，不拘定于何邪也。如吐涎沫属肺脏之候者，在肺痿证中，上焦有热者与肺虚冷者，皆吐涎沫，今以水在肺者亦然。自此观之。盖是肺主气，行荣卫，布津液，于是诸邪伤之，皆足以闭塞其气道，以致荣卫不行，津液不布，气停液聚，变成涎沫而吐出之。至若咳若渴者，亦肺候也，皆无冷热之分。但邪与气相击则咳，不击则不咳；津液不燥其玄府则不渴，燥①之则渴。随所变而出其病，亦不拘于止是而已也。如在他证方后，更立加减法，便见仲景之意。

水在脾，少气身重。

论曰：脾居中焦，与胃为表里，受谷化精，输与五脏百骸，于是脾实则中气强盛，体肉轻健。今水在脾而脾病矣，是以中虚

---

① 燥：原误为"澡"，形近致误。据中科院本及文意改。

则少气，肌肉不得所养，惟受其水气。水，阴也，故身重。

水在肝，胁下支满，嚏而痛。

论曰：肝有两叶，布在胁下，经脉亦循于是，与少阳胆为表里。今水客于肝，表里气停，故支满。而嚏者，气喷出也。少阳属火，火郁则有时而发动，虽发动，不得布散，惟上冲于鼻颊，故作嚏，吊引胁下所结而痛。尝考《原病式》曰：嚏以鼻痒，喷而作声，鼻为肺窍，痒为火化，火干阳明，发于鼻而嚏也。

水在肾，心下悸。

论曰：心属火而宅神，畏水者也。今水在肾，肾水愈盛，上乘于心，火气内郁，神灵不安，故作悸动，筑筑然惧。

夫心下有留饮，其人背寒冷如手大。

论曰：心之腧出于背，背，阳也。心有留饮，则火气不行，惟是寒饮注其腧，出于背，寒如水。其大字于义有误，若大字不误，则水字误也，当以掌大论。其腧之处，明其背之非尽寒也。

留饮者，胁下痛引缺盆，咳嗽则辄已。一作转甚。

论曰：按胁下为厥阴之支络，循胸出胁下，足厥阴脉布胁肋，而缺盆惟是三阳俱入，然独足少阳从缺盆过季胁。由是观之，此以饮留胁下阻碍，厥阴、少阳之经脉不得疏通。肝苦急，气不通故痛，少阳上引缺盆，故咳嗽则气攻冲，其所结者通而痛辄已。注以辄已作转甚，于义亦通，如上条悬饮咳而痛者同也。

胸中有留饮，其人短气而渴，四肢历节痛。脉沉者，有留饮。

论曰：胸中者，肺部也。肺主气以朝百脉，治节出焉。饮留胸中，宗气之呼吸难以布息，是以短气。气不布则津液不化而膈燥，是以渴也。足厥阴肝脏主筋，束骨而利关节，其经脉上贯于膈，而胆之经亦下胸中贯膈。且夫饮者，即湿也，其湿喜流关节，于是从其经脉流而入之，作四肢历节痛。留饮，水类也，所以脉亦沉。

膈上病痰，满喘咳吐，发则寒热，背痛腰疼，目泣自出，其人振振身瞤剧，必有伏饮。

论曰：膈上，表分也。今病痰满喘咳，乃在表之三阳，皆郁而不伸，极则化火，冲动膈上之痰吐发，然膈间之伏饮，则留而不出。因其不出，则三阳之气虽动，尚被伏饮所抑，于是足太阳经气屈而不伸，乃作寒热，腰背疼痛。其经上至目内眦者，极目泣自出。足少阳经气属风火之化者，被其所抑而不散，并于阳明，屈在肌肉之分，作振振身瞤而剧也。观是条首以痰言，末以饮言，盖二者有阴阳水火之分。痰从火气炎上，熬成其浊，故名曰痰。饮由水湿留积，不散而清，故名曰饮。亦是五行水清火浊之义在焉。

夫病人饮水多，必暴喘满。凡食少饮多，水停心下，甚者则悸，微者短气。脉双弦者寒也，皆大下后善①虚，脉偏弦者饮也。

论曰：饮水多，留于膈，膈气不行，是以喘满。食少，胃气虚而乃多饮，胃土不能运水，由是水停心下。心火畏水，甚则神不安而为怔忡悸动，微者独郁其阳而为短气。夫弦脉者，为虚为水，若两寸皆弦，则是大下后阳气虚寒之脉，若偏见其弦，则是水积所在之脉也。

肺饮不弦，但苦喘短气。

论曰：脉弦为水为饮，今肺饮而曰不弦，何也？夫水积则

---

① 善：原脱，据《金匮》补。

弦，未积则不弦，非谓肺饮尽不弦也。此言饮虽未积，犹得以害其阳，固不为他病，亦足以成其苦喘短气也。

支饮亦喘而不能卧，加短气，其脉平也。

论曰：脉平当无病，何以脉平而有病耶？正与上条脉不弦者同义，所以明其虽有支饮，而其饮若不留伏，不停积，内不伤动经脉，则脉平。脉固平，然终碍其阴阳升降，是以为喘不能卧短气尔。

病痰饮者，当以温药和之。

论曰：痰饮者，由水停也，得寒则聚，得温则行。况水行从乎气，气行则水行。温药能发越阳气，开腠理，通水道也。

心下有痰饮，胸胁支满，目眩，苓桂术甘汤主之。

苓桂术甘汤方 [①]

茯苓四两　　桂枝三两　　白术三两　　甘草二两

上四味，以水六升，煮取三升，分温三服，小便则利。

论曰：心胞络脉循胸出胁下。《灵枢》曰：包络是动则病胸胁支满，故此痰饮积其处而为病也。目者，心之使，心有痰水，精不上注于目，故眩。本草谓茯苓能治痰水，伐肾邪，痰饮，水类，治水必自小便出之，然其性淡渗，手太阴引入膀胱，故用为君。桂枝乃手少阴经药，能通阳气，开经络，况痰水得温则行，用之为臣。白术者治风眩，燥痰水，除胀满，故将以佐茯苓。然中满者勿食甘，而此用甘草，何也？盖桂枝之辛，得甘则佐其发散，和其热而使不僭也，复益土以制水。甘草有茯苓，则不资满而反泄满。本草又曰：甘草能下气，除烦满是也。

---

① 苓桂术甘汤方：原作"茯苓桂枝白术甘草汤方"，据《金匮》改。

夫短气有微饮，当从小便去之，苓桂术甘汤主之。_{方见上。}肾气丸亦主之。_{方见脚气中。}

论曰：微饮而短气者，由饮水停蓄，致三焦之气升降呼吸不前而然也。以愚观之，二方各有所主。苓桂术甘汤主饮在阳，呼气之短；肾气丸，主饮在阴，吸气之短。盖呼者出于心肺，吸者出肾肝。茯苓入手太阴，桂枝入手少阴，皆轻清之剂，治其阳也；地黄入足少阴，山茱萸入足厥阴，皆重浊之剂，治其阴也。一证出二方，岂无其故哉？

病者脉伏，其人欲自利，利反快，虽利，心下续坚满，此为留饮欲去故也，甘遂半夏汤主之。

甘遂半夏汤方

甘遂_{大者三枚} 半夏_{十二枚，以水一升，煮取半升，去滓} 芍药_{五枚} 甘草_{如指大一枚，炙，一本作无}

上四味，以水二升，煮取半升，去滓，以蜜半升和药汁，煎取八合，顿服之。

论曰：仲景尝谓：天枢开发，胃和脉生。今留饮之堵塞中焦，以致天真不得流通，胃气不得转输，由是脉隐伏而不显。留饮则必自利，利而反快者，为中焦所塞暂通也。通而续积，以作坚满，必更用药尽逐之。然欲直达攻其积饮，莫若甘遂快利，故用之为君。而欲和脾胃，除心下坚，又必以半夏佐之。然则芍药停湿，何留饮而用之乎？甘草与甘遂相反，又何一方而用之乎？以是究之，岂无其故哉？芍药之酸，以其留饮下行。甘遂泄之，即本草谓其能去水气也。甘草缓甘遂之性，使不急速，徘徊逐其所留，入蜜亦此义也。然又心下者，脾胃部也。脾胃属土，土由木在其中而成坚满，非甘草不能补土，非芍药不能伐木，又可佐半夏和胃消坚也。必当用而用，不可以相反疑之，且《雷公炮炙法》有甘草汤浸甘遂者矣。

脉浮而细滑，伤饮。

论曰：脉之大小，皆从气血虚实之象著见者也。故伤于饮，则气虚而脉浮，血虚而脉细，阳火被郁，则微有热而脉滑也。

脉弦数，有寒饮，冬夏难治。

论曰：此言其脉邪之不相应者。寒饮反见数脉，数脉是热，《内经》治法有用热远热、用寒远寒之戒，所以在冬夏难治者此也。在夏用热药治饮，则数脉愈增；在冬用寒药治热，则寒饮愈盛，皆伐天和。在春秋则易治，适其寒热多少，用温凉以调之。

脉沉而弦者，悬饮内痛。病悬饮者，十枣汤主之。

十枣汤方

芫花_熬　甘遂　大戟各等分

上三味，捣筛，以水一升五合，先煮肥大枣十^①枚，取九合，去滓，纳药末，强人服一钱匕，羸人服半钱，平旦温服之；不下者，明日更加半钱。得快下后，糜粥自养。

论曰：脉沉，病在里也。凡弦者为痛、为饮、为癖，故悬饮结积在内作痛，故脉见沉弦。此条言其病脉而不言其药，复作一条，言其药而不言其病脉，由是观之，悬饮之病不止于上条所言者矣。如《伤寒》病悬饮，亦是汤治之。故知十枣汤治悬饮之证众多也，余故将下条连之上条。成无己谓：芫花之辛以散饮，甘遂、大戟之苦以泄水，大枣之甘益脾而胜水也。

病溢饮者，当发其汗，大青龙汤主之，小青龙汤亦主之。

---

① 十：原作"千"，形近致误，据中科院本及《金匮》改。

大青龙汤方

麻黄六两，去节　桂枝二两，去皮　甘草二两，炙　杏仁四十个[①]，去皮尖　生姜三两，切[②]　大枣十二枚　石膏如鸡子大，碎

上七味，以水九升，先煮麻黄，减二升，去上沫，纳诸药，煮取三升，去滓，温服一升，取微似汗，汗多者，温粉粉之。

小青龙汤方

麻黄去节，三两[③]　芍药三两　五味子半升　干姜三两　甘草三两，炙　细辛三两　桂枝三两，去皮　半夏半升，洗[④]

上八味，以水一斗，先煮麻黄，减二升，去上沫，纳诸药，煮取三升，去滓，温服一升。

论曰：按《伤寒论》以寒邪伤荣者用麻黄汤治，风邪伤卫者用桂枝治，风寒两伤荣卫并客者用大青龙汤治，稍近心肺证则用小青龙汤治。今之溢饮者亦从荣卫两伤治之，何也？此条独出二方，不出其证，又何也？盖病溢饮之证，已见篇首，故不重出。盖水饮溢出于表，荣卫尽为之不利，犹伤寒荣卫两伤一也。是故必发其汗以散其水，而后荣卫行，经脉通，则四肢之水亦消矣。

膈间支饮，其人喘满，心下痞坚，面色黧黑，其脉沉紧，得之数十日，医吐下之不愈，木防己汤主之。虚者即愈，实者三日复发，复与不愈者，宜木防己汤去石膏加茯苓芒硝汤主之。

木防己汤方

木防己三两　石膏鸡子大，用十二枚　桂枝二两　人参四两

---

① 个：原作"粒"，据《金匮》改。

② 切：原脱，据《金匮》补。

③ 去节三两：原作"三两去节"，倒文，据《金匮》乙转。

④ 洗：原前衍"汤"，据《金匮》删。中科院本作"汤泡"。

上四味，以水六升，煮取二升，分温再服。

木防己加茯苓芒硝汤方

木防己　桂枝各二两　人参四两　芒硝三合　茯苓四两

上五味，以水六升，煮取二①升，去滓，纳芒硝，再微煎，分温再服，微利则愈。

论曰：心肺在膈上，肺主气，心主血，今支饮在膈间，于是气血皆不通利。气为阳主动，血为阴主静，故气不利则与水同逆于肺而为喘满，血不利则与水杂糅，结于心下而为痞坚。肾气上应水饮，肾气之色黑，血凝之色亦黑，故黧黑之色上见于面也。脉沉为水，紧为寒，非别有寒邪，即水气之寒也。医虽以吐下之法治，然药不切于病，故不愈。木防己者，味辛温，能散留饮结气，又主肺气喘满，所以用为主治。石膏味辛甘微寒，主心下逆气，清肺定喘；人参味甘温，治喘，破坚积，消痰饮，补心肺气不足，皆为防己之佐。桂枝味辛热，通血脉，开结气，且支饮得温则行，又宣导诸药，用之为使。若邪之浅，在气分多而虚者，服之即愈。若邪客之深，在血分多而实者，则愈后必再发。故去石膏而加芒硝软坚治痰实结，消血癖；茯苓伐肾邪，治心下坚满，佐芒硝，则芒硝行水之功益倍。

心下有支饮，其人苦冒眩，泽泻汤主之。

泽泻汤方

泽泻五两　白术二两②

上二味，以水二升，煮取一升，分温再服。

论曰：按《明理论》以眩为眼黑，冒为昏冒，伤寒之冒眩

---

① 二：原作"三"，据《金匮》改。

② 二两：原作"一两"，据《金匮》改。

以阳虚，中风亦有冒眩，乃风之旋动也。《原病式》以昏冒由气热神浊，火①也，目黑暗，亦火热之气郁。二论曰虚、曰风、曰火，各一其说。然此支饮之冒眩，将何所从乎？以愚观之，三者相因，未始相离。风火不由阳虚则不旋动，阳虚不由风火则不冒眩。盖伤寒者以寒覆其阳而阳郁化火，火动风生故也。风火之动，散乱其阳则阳虚。湿饮者，亦如伤寒之义。虽然，谓之阳虚风火所动而致，然必各治其所主。寒者其治寒，湿者治其湿，而后察三者之重轻，以药佐之。若此之支饮在心下者，阻其阳气之升降，心气郁而不行，上不充于头目，久则化火，火动风生而作旋运，故苦冒眩也。于是利小便以泄去支饮，和其中焦，则阳自升而风火自息矣。泽泻能开胃关，去伏水，泄支饮从小便出之。佐以白术和中益气，燥湿息风。用药不在品味之多，惟用之中病耳。

支饮胸满者，厚朴大黄汤主之。

厚朴大黄汤方

厚朴一尺　大黄六两　枳实四枚

上三味，以水五升，煮取二升，分温再服。

论曰：凡仲景方，增一味，减一药，与分两之轻重多少则易其名，异其治，有如转丸者焉。若此三味加芒硝，则谓之大承气，治内热腹实满之甚者。无芒硝，则谓之小承气，治内热之微甚者。厚朴多，则谓之厚朴三物汤，亦治热痛而闭者。今三味以大黄多，名厚朴大黄汤，而治是证。自此观之，已上三汤皆为治实热而用之，此言支饮胸满，何亦以是三味之下乎？殆将胸满之

① 火：原作"心"，刘完素《素问玄机原病式·火类》曰："气热则神浊冒昧，火之体也。"据改。

外，复有热蓄之病，变更不一，随其在上在下，通宜利之而已。独有胸痛者，下之，然亦治水饮也。若此者，不为其有热证，何乃治其热而不治支饮耶？况胸满未可便为必下之病，且胸中痞硬而脉浮，气上冲咽喉者，则半表半里，而胸满和解之。至于有医下之，误为心下硬痛，名结胸者，始以大陷胸汤下之。不甚痛者，犹不下，以小陷胸汤利之。在《伤寒》既有是轻重之分，岂于卒病之胸满，遽用治中焦实热之重剂乎？可见集方者略之无疑，去古既远，无以考其所自，姑阙之。

支饮不得息，葶苈大枣泻肺汤主之。方见肺痈中。

论曰：支饮留结，气塞胸中，故不得息。葶苈能破结利饮，大枣通肺气补中。此虽与肺痈异，而方相通者，盖支饮之与气，未尝相离。支饮以津液所聚而化者，然气行则液行，气停则液聚，液聚则气亦结。气，阳也，结亦化热，所以与肺痈热结者同治，不亦宜乎？

呕家本渴，渴者为欲解，今反不渴，心下有支饮故也，小半夏汤主之。《千金》云：小半夏加茯苓汤。

小半夏汤方

半夏一升　生姜半斤

上二味，以水七升，煮取一升半，分温再服。

论曰：呕者为有痰饮动中，涌而出之，饮去尽而呕欲解矣。今反不渴，乃是积饮犹有所留，必当治之。夫支饮者，由气不畅，结聚津液而成耳。半夏之味辛，其性燥，辛可散结，燥可胜饮，用生姜以制其毒。又孙真人谓生姜乃呕家之圣药，呕为气逆，为气逆不散，生姜以散之。

腹满，口舌干燥，此肠间有水气，己椒苈黄丸^①主之。

己椒苈黄丸方

防己　椒目　葶苈_熬　大黄各一两

上四味，末之，蜜丸如梧桐子大，先食饮服一丸，日三服，稍增，口中有津液。渴者加芒硝半两。

论曰：肺与大肠合为表里，而肺本通调水道，下输膀胱，今不输膀胱，径从其合，积于肠间。肠间水积则金气不宣，膹郁成热为腹满，遂津液不上行，以成口燥舌干。是以用防己、椒目、葶苈，皆能利水，去积聚结气，然葶苈尤能利小肠。然肠胃受水谷之器，若邪实而腹满者，非轻剂所能独治，故加芒硝以泻之。

卒呕吐，心下痞，膈间有水，眩悸者，半夏加茯苓汤主之。

小半夏加茯苓汤方

半夏一升　生姜半斤　茯苓三两，一法四两

上三味，以水七升，煮取一升五合，分温再服。

论曰：心下痞，膈间有水眩悸者，阳气必不宣散也。不散以辛味散之，半夏、生姜皆辛味。本草谓半夏可治膈上痰，心下坚。呕逆目眩亦上焦阳气不发而虚，所以半夏、生姜并治之。悸则必心受水凌，非半夏可独治，又必加茯苓去水，下肾逆以安神，神安则悸愈。

假令瘦人脐下有悸，吐涎沫而癫眩，此水也，五苓散主之。

五苓散方

泽泻一两一分　猪苓三分，去皮　茯苓三分　白术三分　桂枝二分，
去皮

---

^① 己椒苈黄丸：原作"防己椒目葶苈大黄丸"，据《金匮》改。下同。

上五味，为末，白饮服方寸匕，日三服，多饮暖水，汗出愈。

论曰：人瘦有禀形，有因病瘦[①]形者。金、土、水形之人肥，火、木形之人瘦。今云瘦人者，必非病瘦，乃是禀形而瘦者也。朱丹溪先生尝云：肥人多虚，瘦人多热。盖肥人由气不充于形，故虚多；瘦人由气实，故热多。所以肥人不耐热者，为热复伤气；瘦人不耐寒者，为寒复伤形，各损其不足故也。《巢氏病源》为邪入于阴则癫，今瘦人火木之盛，为水邪抑郁在阴不得升发，鼓于脐下作悸。及至郁发，转入于阳，与正气相击，在头为眩，在筋脉为癫，为神昏。肾液上逆，为涎沫吐出。故用五苓。成无己尝解五苓散之义曰：苓，令也，号令之令矣，通行津液，克伐肾邪，专为号令者，苓之功也。茯苓味甘淡渗，泄水饮内蓄，是以茯苓为君。猪苓亦味甘平，用之为臣。白术味甘温，脾恶湿，水饮内蓄则脾气不治，益脾胜湿，故以白术为佐。泽泻味咸寒为阴，泄饮导溺，必以咸为助，故以泽泻为使。桂枝味辛热，肾恶燥，水蓄不利则肾气燥，故以辛润之，桂枝亦为使。多饮暖水，令汗出愈者，以辛散水气外泄，是以汗润而解，正为此证同是义也。

附　方

《外台》茯苓饮

治心胸中有停痰宿水，自吐出水后，心胸间虚，气满不能食。消痰气，令能食。

---

① 瘦：原作"瘐"，据中科院本及文意改。

茯苓　人参　白术各三两　枳实二两　橘皮二两半①　生姜四两

上六味，水六升，煮取一升八合，分温三服，如人行八九里进②之。

论曰：此由上中二焦气弱，而以水饮入胃，脾不能输归于肺，肺不能通调水道，以致停积为痰为宿水。吐之则下气因而上逆，积于心胸，是为虚，气满不能食。于是先当补益中气，以人参、白术下逆气，行停水；以茯苓逐宿积，消气满；以枳实调诸气，开脾胃；宣扬推布上焦，发散凝滞，则皆赖陈皮、生姜为使也。

咳家其脉弦，为有水，十枣汤主之。方见上。

论曰：《脉经》以弦脉为水气，为厥逆，为寒，为饮，风脉亦弦。若夫咳家，如水气，如厥逆，如寒，如风，皆能致咳嗽。因是弦脉而分其诸邪，不亦难乎？设谓水邪之弦稍异之状，果何象乎？考前条悬饮者沉弦，别论支饮者急弦，二者则有沉急之不同，而此咳属水者，岂一字之可已？夫仲景尝论水蓄之脉曰沉潜，而今谓弦为水，其弦将仿佛有沉潜之象欤？将有沉急之象欤？未可知也。学者遇是咳，遇是脉，必更观其色，闻其声，问其病，灼然合脉之水象，然后可用是下之。不然，独据脉断，诚难矣哉。

夫有支饮家，咳烦胸中痛者，不卒死，至一百日或一岁，宜十枣汤。方见上。

论曰：心肺在上，主胸中，阳也。支饮乃水类，属阴也。今支饮上入于阳，动肺则咳，动心则烦，抟击膈气则痛。若阳虚不

----

① 二两半：原作"二两五钱"，据中科院本及《金匮》改。

② 进：原前衍"再"，据《金匮》删。

禁其阴之所逼者，则荣卫绝而神亡，为之卒死矣。不卒死犹延以岁月者，则有以见其阳未甚虚，乃水入于肺，子乘于母，故宜治之。

久咳数岁，其脉弱者可治，实大数者死；其脉虚者必苦冒，其人本有支饮在胸中故也，治属饮家。

论曰：三脉固为支饮之病，然而诸邪之咳皆不越此。《内经》曰：久病脉弱者生，实大者死。又曰：脉大则病进。盖是脉弱乃邪气衰，实大乃邪气盛。其久病者正气已虚，邪气又衰，虽是重可治。若邪盛加之脉数，火复刑金，岂不死乎？其脉虚苦冒者，以胸中发越阳气之地，今支饮停之，阻其不得升于上，又不得充于下，又不得与阴接，惟从支饮浮泛，眩乱头目清道，故苦冒也。治其饮则阳气行而病可愈矣。

咳逆倚息，不得卧，小青龙汤主之。_{方见上及肺痈中。}

青龙汤下已，多唾口燥，寸脉沉，尺脉微，手足厥逆，气从小腹上冲胸咽，手足痹，其面翕热如醉状，因复下流阴股，小便难，时复冒者，与茯苓桂枝五味甘草汤，治其气冲。

桂苓五味甘草汤方

茯苓_{四两}　桂枝_{四两，去皮}　甘草_{三两，炙}　五味子_{半升}

上四味，以水八升，煮取三升，去滓，分三温服。

冲气即低，而反更咳，胸满者，用桂苓五味甘草汤，去桂加干姜、细辛，以治其咳满。

苓甘五味姜辛汤方

茯苓_{四两}　甘草　干姜　细辛_{各三两}　五味子_{半升}

上五味，以水八升，煮取三升，去滓，温服半升，日三^①。

咳满即止，而更复渴，冲气复发者，以细辛、干姜为热药也。服之当遂渴，而渴反止者，为支饮也。支饮者，法当冒，冒者必呕，呕者复内半夏，以去其水。

桂苓五味甘草去桂加姜辛夏^②汤方

茯苓<small>四两</small>　甘草　细辛　干姜<small>各二两</small>　五味子　半夏<small>各半升</small>

上六味，以水八升，煮取三升，去滓，温服半升，日三服。

水去呕止，其人形肿者，加杏仁主之。其证应纳麻黄，以其人遂痹，故不纳之。若逆而纳之者，必厥。所以然者，以其人血虚，麻黄发其阳故也。

苓甘五味^③加姜辛半夏杏仁汤方

茯苓<small>四两</small>　甘草<small>三两</small>　五味子<small>半升</small>　干姜<small>三两</small>　细辛<small>三两</small>　半夏<small>半升</small>
杏仁<small>半升，去皮尖</small>

上七味，以水一斗，煮取三升，去滓，温服半升，日三服。

若面热如醉，此为胃热上冲熏其面，加大黄以利之。

苓甘姜味辛夏仁黄汤^④方

茯苓<small>四两</small>　甘草<small>三两</small>　五味<small>半升</small>　干姜<small>三两</small>　细辛<small>三两</small>　半夏<small>半升</small>
杏仁<small>半升</small>　大黄<small>三两</small>

上八味，以水一斗，煮取三升，去滓，温服半升，日三^⑤。

论曰：此条即首篇四饮中支饮之病也。为饮水之性寒，下应于肾，于是肾气上逆入肺，肺为之不利。肺主行营卫，肺不利

---

① 日三：原后衍"服"，据《金匮》改。
② 姜辛夏：原作"干姜细辛半夏"，据《金匮》改。
③ 苓甘五味：原作"桂苓五味甘草去桂"，据《金匮》改。
④ 苓甘姜味辛夏仁黄汤：原作"苓甘五味加姜辛半杏大黄汤，据《金匮》改。
⑤ 日三：原作"日三服"，据《金匮》改。

则荣卫俱受病，犹外感风寒，心下有水之证，散行则其所传不一者同也，是以亦用小青龙汤治。服行首变者，为水停未散，故多唾。津液未行，故口燥。水在膈上，则阳气衰，故寸口脉沉。麻黄发阳，则阴血虚，故尺脉微。尺脉微则肾气不得固守于下，其冲任二脉相夹，从小腹冲逆而起。夫冲任二脉与肾之大络同起肾下，出胞中，主血海。冲脉上行者至胸中，下行者至足少阴，入阴股，下抵足跗上，是动^①则厥逆。任脉至咽喉，上循于面，是故气冲胸咽。荣卫之行涩，经络时疏不通，手足不仁而痹，其面翕热如醉状，因复下流阴股，小便难。水在膈间，因火冲逆，阳气不得输上，故时复冒也。《内经》曰：诸逆冲上，皆属于火。又曰：冲脉为病，逆气里急是矣。于是用桂苓五味甘草汤，先治其冲气与肾之燥。桂枝味辛热，以散水寒之逆，开腠理，致津液以润之。茯苓甘淡，专行津液，渗泄蓄水，利小便，伐肾邪，为臣。甘草味甘温，补中土，以制肾气之逆。五味子酸平，以收肺气。《内经》曰：肺欲收，急食酸以收之。服此汤后，冲气既止，因水在膈间不散，是以再变而反更咳胸满，即用前方去桂加干姜、细辛之辛，散其未消之水寒，通行津液。服是汤后，咳满即止。次三变而更复渴，冲气复发，以细辛、干姜为热药，服之当遂渴而反不渴，为支饮之水蓄故也。支饮在上，阻遏阳气，不布于头目故冒。且冲气更逆，必从火炎而呕也。是以仍用前汤加半夏，以去水止呕。服此汤后，水行呕止。第四变以水散行出表，表气不利，其人形肿。水在表，于法当用麻黄发汗以散其水，以其人遂痹且血虚，麻黄发其阳，逆而纳之必厥，故不纳，但加杏

---

① 是动：原作"不动"，据《二注》改。

仁于前方耳。杏仁味苦温，在肾气上逆者，得之则降下，在表卫气得之则利于行，故肿可消也。服此汤后第五变，因胃有热，循脉上冲于面，其面热如醉，加大黄以泄胃热。由是观之，支饮之变始终不离小青龙汤之加减。立此规矩准绳，诚足以为万世法者也。

先渴后呕，为水停心下，此属饮家，小半夏茯苓汤主之。方见上。

消渴小便利淋病脉证并治第十三

脉证九条　方六首

　　厥阴①之为病，消渴，气上冲心，心中疼热，饥而不欲食，食即吐，下之不肯止。

　　论曰：是证尝出《伤寒传》厥阴证中，叙病皆同。但彼曰吐蛔，下之利不止。此曰食即吐，下不止。岂得食便至于利下不止乎？必类集是书时差之耳。成无己于《伤寒论》注曰：邪传厥阴，则热已深也。邪自太阳传至太阴，止嗌干，未成渴。传少阴，止口燥舌干而渴，未成消。传至厥阴，热甚，多饮水，乃成消渴也。饮水多而小便少，谓之消渴。木生其火，火气归心，厥阴客热，气上冲心，心中疼热。伤寒至厥阴受病时，为传经尽则当入腑。胃虚客热，饥不饮食，蛔在胃中，无食则动，闻食臭则出，得食吐蛔，此热在厥阴经。若便下之，虚其胃气，厥阴木邪相乘，必吐下不止。本为《伤寒》注之如是，今出于《金匮要略》，为杂病者，又将从何邪得之？窃谓病起之由虽异，至于成六气之热邪则一。其热也，若五脏传经之热，与夫色欲劳役饮食之热，其客于厥阴，皆得如伤寒之热为是证，故两书并出之。

　　寸口脉浮而迟，浮即为虚，迟即为劳；虚则卫气不足，劳则

---

　　① 阴：原作"饮"。据中科院本及《金匮》改。

荣气竭。趺阳脉浮而数，浮即为气，数即为消谷而大坚。一作紧。气盛则溲数，溲数则坚，坚数相搏，即为消渴。

论曰：《内经》谓：有所劳倦，形气衰少，谷气不盛，上焦不行，胃气热，热气熏胸中，故内热。今以寸口候上焦，趺阳候中焦，寸口迟为劳者，即劳役而致伤也。劳则阳气退下，谷气因不得升举以充上焦。上焦主行荣卫，谷气不充则卫虚而脉浮，荣竭而脉迟。盖脉行以荣气者，即谷气不输于上下，壅而盛于中。数即消谷者，壅盛之气郁而为热即消谷，数即热也。大坚者，水谷虽入，不化津液，中焦遂燥，坚即燥也。《内经》所谓味过于苦，脾气不濡，胃气乃厚，正此之谓也。以坚作紧字者误。中焦热盛，火性疾速，水谷不得停留，下入膀胱而溲水去，其内即燥，燥而又热，即为消渴，近世之谓消中者是也。

男子消渴，小便反多，以饮一斗，小便一斗，肾气丸主之。方见妇人杂病中。

论曰：医和有云：女子，阴物[①]也，诲淫则生内热惑蛊之疾。仲景独称男子，将亦在于斯欤？肾者主水，藏精以施化。若惑女色以丧志，则精泄无度，火煽不已，其肾所主之水、所藏之精无几矣。水无几，何以敌相火；精无几，何以承君火。既不能敌与不能承，乌得二火不炽而为内热以蛊之哉？二火炽则肺金伤，肺金伤则气燥液竭，内外腠理因之干涩而思饮也。且夫肾乃胃之关，肺乃通调水道者，肺病则水不复上归下输，肾病则不复关键，更能通调四布五经乎？岂不饮一斗而径出一斗。所以用八味丸补肾之精，救其本也。其不避桂、附之热，为非辛不能开腠

---

① 阴物：原作"阳物"，据《二注》改。

理，致五脏精输之于肾，与其施化四布以润燥，即世俗之谓肾消也。呜呼！余每恨古今论治消渴者多矣，然集其证而不举其所自者有之，举其端而不言其详者有之，将欲求其至理诚难哉。因读张子和举出君相二火，可谓善用《内经》，叙五脏六腑消渴，与其饮食、六气致病之详，复举其火为要，更引刘河间治火、生津液、开腠理三法，读之使人快然。前代无有及此者，殆将谓无余蕴矣。徐而思之，犹恨其有缺者焉。夫仲景因当时失第六卷论六气之详者，于是止就经气而言病，故不及于火。今子和举出君相二火，可谓补仲景之未足者矣。然相火游行于五脏间，火主动，动之和者，则助本脏气生化之用，动之不和而妄起者，即为害之火也。妄动之火势盛，必夹本脏气同起。当时脏气有虚有实，有阴有阳，主气主血，升①降浮沉，各一体用。是故治火之中，必当先审脏气，虚则补之，实则泻之；在阳则调其气，在阴则理其血；当升而反降者必举之，当降而反升者必抑之。须兼五脏金木水火土之性，从而治之，使无扞格②之患，则火有所归宿而安矣。子和失此，乃非肾气丸内有桂、附，用治消渴则水未生而火反盛之祸。不思王冰注《内经》：火自肾而起，谓龙火，龙火当以火逐火，则火可灭。若以水治火，则火愈炽。夫如是，则桂、附亦或可作因用从治者矣。

脉浮，小便不利，微热消渴者，宜利小便发汗，五苓散主之。方见上③。

论曰：《伤寒论》云：太阳病，发汗后，大汗出，胃中干，

---

① 升：原作"生"。据中科院本及《二注》改。
② 扞（hàn 汗）格：互相抵触，格格不入。
③ 方见上：原作"方见痰饮"。据《金匮》改。

烦躁不得眠，欲得饮水，少少与之，令胃中和则愈。若脉浮，小便不利，微热消渴者，与五苓散主之。注曰：若脉浮者，表未解也。饮水多而小便少者，谓之消渴，里热甚实也；微热消渴者，热未成实，上焦燥也。与是药生津液，和表里。此书所集者，乃前人节去伤寒病由，叙在要略，用治杂证所伤之热，与伤寒分表里一也。是故前后于彼证摘出数证为例尔。

渴欲饮水，水入则吐者，名曰水逆，五苓散主之。方见上。

论曰：《伤寒论》亦出此证，云：中风发热，六七日不解而烦，有表里证，渴欲饮水，水入即吐，名曰水逆。注曰：六七日发热不解烦者，邪在表也。渴欲饮水，邪传里也。里热甚则能消水，水入则不吐。里热少则不能消水，停积不散，饮而吐也。与此药和表里，散停水。

渴欲饮水，不止者，文蛤散主之。

文蛤散方

文蛤五两

上一味，杵为散，以沸汤五合，和服方寸匕。

论曰：文蛤散在伤寒治以水噀①若灌，其热不去，肉上粟起，意欲饮，反不渴者。若然，用以治表之水寒。今不言表而曰饮水不止，属里者而亦用之，何耶？尝考本草，文蛤、海蛤治浮肿，利膀胱，下小便，由是而观，内外之水皆可治之。然更求其味咸冷，咸冷本于水，本于水则可益水，求其性润下，润下则可行水，合其咸冷润下则可治热退火。审是证之渴饮不止，由肾水衰少，不能制盛火，火炎燥而渴。今益水治火，一味两得之。又

---

① 噀（xùn 巽）：将含在口中的水喷出。

如《内经》曰：心移热于肺，传为膈消者，尤是所宜，咸味切于入心也。

淋之为病，小便如粟状，小腹弦急，痛引脐中。

论曰：淋如粟状者，因脾胃不足，浊液下流入胞中，而膀胱属水，湿浊下流，土克之也。土克则水气不行，郁化为热，煎熬胞中，浊结如粟，尿出则胞之下系与溺窍皆塞涩不利。且厥阴之脉循阴器，主疏泄。胞涩不利，则厥阴之气亦不利，故攻刺于膀胱之分，作急痛引脐中，而脐中者，两肾间膀胱上口也。《巢氏病源》亦谓：膀胱有热者，则水涩淋沥，小腹弦急，痛引脐中，皆本此耳。

趺阳脉数，胃中有热，即消谷引食，大便必坚，小便即数[①]。

论曰：消万物者莫甚于火，所以胃有热即谷消。谷消即饥，饥即引食，食虽入，以火燥其玄府，水液不布，惟下入膀胱，肠胃津液不生，故大便坚干。膀胱内其热水，则损肾阴，阴虚则水不得固藏，故数数出之。《巢氏病源》谓肾虚则小便数是也。

淋家不可发汗，发汗则必便血。

论曰：淋者，膀胱与肾病热也。肾属阴，于阴血已不足，若更发汗则动其荣，荣动则血泄矣。

小便不利者，有水气，其人若渴，栝蒌瞿麦丸主之。

栝蒌瞿麦丸方

栝蒌根二两　茯苓　薯蓣各三两　附子一枚，炮　瞿麦一两

上五味，末之，炼蜜丸梧子大，饮服三丸，日三服，不知，

---

① 即数：原作"必数"。据中科院本及《金匮》改。

增至七八九，以小便利，腹中温为知。

论曰：《内经》谓：肺者，通调水道，下输膀胱。又谓：膀胱藏津液，气化出之。由是而观，肺气通于膀胱，上通则下行，下塞则上闭。若塞若闭，有其一即气不化，气不化即水不行而积矣。水积则津液不生而胃中燥，故若渴用栝蒌根生津液，薯蓣以强其肺阴，佐以茯苓治水，自上渗下，瞿麦逐膀胱癃结之水。然欲散水积之寒，通开阳道，使上下相化，又必附子善走者为使。所谓服之小便利，腹中温为知者，则是初以水积而冷故用之，否必不用。

小便不利，蒲灰散主之；滑石白鱼散、茯苓戎盐汤并主之。

蒲灰散方

蒲灰七分　滑石三分

上二味，杵为散，饮服方寸匕，日三服。

滑石白鱼散方

滑石二分　乱发二分，烧　白鱼二分

上三味，杵为散，饮服方寸匕，日三服。

茯苓戎盐汤方

茯苓半斤①　白术二两②　戎盐弹丸大一枚③

上三味，为散，饮服五分，日三服。

论曰：小便不利，为膀胱气不化也，由阴阳之不和。阴阳者，有上下焦之阴阳。而下焦亦有阴阳，肝为阳，肾为阴。肾亦有阴阳，左为阳，右为阴。膀胱亦有阴阳，气为阳，血为阴。凡

---

① 半斤：原作"八两"，据中科院本及《金匮》改。

② 二：原作"一"，据《金匮》改。

③ 枚：后原衍服法"上三味，为散，饮服五分匕，日三服"，据《金匮》删。

有一之不和，气即不化。由是三方观之，悉为膀胱血病涩滞，以致气不化而小便不利。一方用蒲灰、滑石者，本草谓滑石、蒲黄利小便，消瘀血，可见用蒲灰治滞血为君，滑石利窍出小便佐之也。一方用乱发、滑石、白鱼者，乱发乃血之余，能消瘀血，通关利小便，本草谓治妇人小便不利，又治妇人无故溺血。白鱼去水气，理血脉，亦可见是血剂也。一方用茯苓、戎盐者，戎盐即北海盐，膀胱乃水之海，以类相从，故咸味润下而佐茯苓利小便，然咸又能走血，白术亦利腰脐间血，是亦知为治血也。其三方而有轻重，乱发为重，蒲灰次之，戎盐又次之也。

渴欲饮水，口干舌燥者，白虎加人参汤主之。方见中暍中。

论曰：按《伤寒论》谓：阳明脉浮而紧，咽燥口苦，发热汗出，不恶寒，反恶热，身重云云，若渴欲饮水，口干舌燥者，白虎加人参汤主之。成无己云：若下后邪热客于中焦，是为干燥烦渴。而此虽是《伤寒》节文，其渴者岂惟伤寒而用是哉？凡杂病之属阳明，热甚在表里之间者，即可用之。且阳明为水谷之海，气血俱盛，热易归之。伤寒之热尚可客之，况杂病饮食之热，与夫五邪之相传，宁不客耶？

脉浮发热，渴欲饮水，小便不利者，猪苓汤主之。

猪苓汤方

猪苓去皮　茯苓　阿胶　滑石　泽泻各一两

上五味，以水四升，先煮四味，取二升，去滓，纳胶烊消，温服七合，日三服。

论曰：前条有谓脉浮①，小便不利，微热消渴，用五苓散取

---

① 脉浮：原作"浮脉"，倒文，据中科院本及本书五苓散证乙转。

汗利小便，与此证无异，何其药之不同也？岂非病因各有所自，故不同药也？然二者皆《伤寒论》之节文集于《要略》者也。前条为太阳证发汗后，大汗出，胃中干，欲得饮水，少少与之，令胃中和即愈。若脉浮，小便不利，微热消渴者，与五苓散。此证为阳明病咽喉燥，发热汗出身重，下后若脉浮发热，渴欲饮水，小便不利者，猪苓汤。自今观之，脉浮固同也，而有太阳、阳明之异；热固同也，而有发热、微热之异；邪客入里固同也，而有上焦、下焦之异。其药得无异乎？邪本太阳，入客上焦，所以宜取汗利小便。邪本阳明，虽脉浮发热，然已经下之，其热入客下焦，津液不得下通，而小便不利矣，惟用茯苓、猪苓、泽泻，渗泄其过饮所停之水，滑石以利其窍。阿胶者，成无己独谓其与滑石同功，抑不思夫是证既谓其不可发汗，加烧针，若下之则是为气血已虚羸，将用入手太阳、足少阴补其不足，助其气化而出小便也。呜呼！大率集方者务简略繁，遂致后人因不知其所自，遂并弃其书者有之，懵然①而用者有之，微《伤寒论》之所存，则何以考其旨哉？虽然，在《伤寒》以二方因汗下后病变而用者，固如是也。若杂病中，虽不因传变，亦必有热在上下表里，如伤寒之不殊者，即当准是用二方，不必泥其初为伤寒而设也。

---

① 懵（měng 猛）然：不明白，无知貌。

水气病脉证并治第十四

论七首　脉证五条　方八首

师曰：病有风水、有皮水、有正水、有石水、有黄汗。风水，其脉自浮，外证骨节疼痛，恶风；皮水，其脉亦浮，外证胕肿，按之没指，不恶风，其腹如鼓，不渴，当发其汗；正水，其脉沉迟，外证自喘；石水，其脉自沉，外证腹满不喘；黄汗，其脉沉迟，身发热，胸满，四肢头面肿，久不愈，必致痈脓。

论曰：所谓风水者，肾本属水，因风而水积也，《内经·大奇论》①曰：并浮为风水。注以浮脉②为风水，下焦主水，风薄于下，故曰风水。《水热穴论篇》③曰：肾者，至阴也。勇而劳甚，则肾汗出，逢于风，内不得入于脏腑，外不得越于皮肤，客于玄府，行于皮里，传为胕肿。本之④于肾，名曰风水。《评热病论》⑤曰：肾风者，面胕疣然⑥，壅害于言。虚不当刺而刺，后五日，其逆气必至，至必少气时热，时热从胸背上至头，汗出，手热，口干若渴，小便黄，目下肿，腹中鸣，身重难以转侧，月事

---

① 大奇论：原为"大奇病论"，据《素问》改。

② 浮脉：原作"脉浮"。据中科院本及《二注》改。

③ 水热穴论篇：原为"水热篇"，据《素问》改。

④ 之：原作"注"，据《金匮》改。

⑤ 评热病论：原为"评热论"，据《素问》改。

⑥ 疣（máng 忙）然：肿起貌。

不来，烦不能食，不能正偃①，正偃则咳，病名曰风水。自今观之，此证殆出于是欤。然止言外证骨节痛恶风，不言胕肿者，节文也。岂有不胕肿而名风水耶？为肾外合于骨，水则病骨，肝外合于筋，风则病筋，束关节，故骨节疼痛。脉浮恶风者，明其风水在表之证耳。

所谓皮水者，皮肤胕肿也。《灵枢》曰：肤胀者，寒气客于皮肤间，瞉瞉然不坚，腹大身尽肿，皮厚，按其腹窅②而不起，腹色不变。自今观之，此证殆在于是欤。《巢氏病源》则以皮水者，腹如故而不渴，与《灵枢》《要略》异。独不思夫肺主气以行荣卫，外合皮毛，皮毛病甚则肺气得不病其膹郁乎？荣卫停虫滞不行，则身腹得不满乎？然肺气之满异于他邪之满，气虽成水，终本轻清，故有瞉瞉然不坚，按之没指，腹亦窅而不起。玄府闭塞而不恶风，郁未燥其液而不渴者，当发其汗，散皮毛之邪，外气通而内郁解矣，此开鬼门法也。

所谓正水者，肾主水，肾经之水自病也。《内经》曰：肾者胃之关，关不利，故聚水成病，上下溢于皮肤，胕肿腹大，上为喘呼，不得卧，标本俱病。自今观之，此证殆本是经论之节文也。

所谓石水者，乃水积小腹、胞内，满坚如石，不关于大腹者也。何以言之？《内经》曰：阴阳结斜，阴多阳少，名曰石水。又曰：肾肝并沉为石水。注曰：肝脉入阴，内贯小腹。肾脉贯脊中，络膀胱，两脏并，脏气熏冲脉，自肾下络于胞。今水不行化，故坚而结。然肾主水，水冬冰，水宗于肾，肾象水而沉，故

---

① 偃（yǎn 眼）：仰面倒下。

② 窅（yǎo 咬）：凹陷，低下。

气并而沉，名为石水。是条即此之谓也。因水积胞内，故不从足少阴上逆于肺而为喘。又按《巢氏病源》谓：石水者，引两胁下胀痛，或上至胃脘则死。由是而言，上者虽同为石水，然与此条少异。此则偏于肾气多，肾为阴，阴主静，故病止在下而不动。彼则偏于肝气多，肝属阳，阳主动，故上行而克胃脘也。

所谓黄汗者，为病水身黄，而汗出如柏汁而得名。自后条出诸黄汗观之，固有所受不一之因，然而大抵黄色属土，由阳明胃热而发出其色于外。无汗者，则名黄汗①。今之发热胸满，四肢头面肿者，正属胃土所主经脉之病也。热久在肌肉，故化痈脓。若巢氏云：疸水，因脾胃有热，流于膀胱，小便涩而身面尽黄，腹满如水状。此亦黄汗之一者也。

脉浮而洪，浮则为风，洪则为气。风气相抟，风强则为瘾疹，身体为痒，痒为泄风，久为痂癞，气强则为水，难以俯仰。风气相击②，身体洪肿，汗出乃愈，恶风则虚，此为风水；不恶风者，小便通利，上焦有寒，其口多涎，此为黄汗。

论曰：风者，外感之风也，气者，荣卫之气也。风乃阳邪，从上受之，故脉浮。荣卫得风而热，故脉洪，洪则大也。《内经》曰：脉大则病进，由邪之盛尔。荣行脉中主血，卫行脉外主气。所谓风强者，风因得热而强也。风热入抟于卫，郁于皮里，气滞液聚，而风鼓之为瘾疹。火复助风，腠理开，毫毛摇，则身体痒，痒为泄风。《内经》曰：诸痛疮疡，皆属于火。又曰：风气外在腠理，则为泄风是也，久之不解，风入分肉间，相抟于脉之

---

① 无汗者，则名黄汗：与文意不符，疑有误，《二注》无此句。
② 相击：原作"相抟"，据《金匮》改。

内外，故气道涩而不利，与卫相抟则肌肉䐃膜^①而疮出。风入脉中，内攻荣血，风气合热而血腐坏，遂为痂癞也。《内经》曰：风气与太阳俱人，行诸脉俞，散于分肉之间，与卫气相干，其道不利，使肌肉䐃膜而有疡。又曰：脉风成为疠，疠即癞也。所谓气强者，卫因热则怫郁，停而不行，气水同类，气停则水生，其所聚之液血，皆从其类而化水矣。不惟荣卫无以和其筋骨肌肉关节，且以郁热之邪禁固之因难俯仰也。至于风气复行相击，其荣卫之热与水，皆散溢于肌表而为洪肿。及风气两解，则水散卫行，汗出乃愈。恶风者，卫气不敌于风，与水同为汗散而表虚，因名风水。不恶风，卫气不从汗散，外得固腠理，则不恶风，内得化上焦^②，则小便通利。所谓上焦有寒者，此风邪在上焦，非真有寒冷也。如《伤寒》证中有云：邪客上焦，则中焦之谷气不得上输于肺，郁为内热，津液凝积为胃热，热则缓，缓则廉泉开。廉泉者，津液之道也，开则发，涎出流于唇口。谓此为黄汗者，由身体洪肿，加之胃热发出土色之黄者也。

寸口脉沉滑者，中有水气，面目肿大^③，有热，名曰风水。视人之目窠上微拥，如蚕新卧起状，其颈脉动，时时咳，按其手足上，陷而不起者，风水。

论曰：按《内经》谓：脉沉曰水，脉滑曰风，面肿曰风，目窠微肿如卧蚕起状曰水，颈脉动喘咳曰水。又谓肾风者，面胕痝然，少气时热。其有胕肿者，亦曰本于肾，名风水。由是而观，此论皆出《内经》者。

---

① 䐃（chēn 嗔）：胀起，胀大。
② 上焦：原作"三焦"，据《二注》改。
③ 肿大：原作"浮肿"，据《金匮》改。

太阳病，脉浮而紧，法当骨节疼痛，反不疼，身体反重而酸，其人不渴，汗出即愈，此为风水。恶寒者，此为极虚，发汗得之。渴而不恶寒者，此为皮水。身肿而冷，状如周痹，胸中窒，不能食，反聚痛，暮躁不得眠，此为黄汗，痛在骨节。咳而喘，不渴者，此为脾胀，其状如肿，发汗即愈。然诸病此者，渴而下利，小便数者，皆不可发汗。

论曰：按《伤寒论》以脉浮而紧者则为风寒，风伤卫，寒伤荣，荣卫俱病，此寒即水之气也。荣卫者，胃之水谷气所化，从肺手太阴而出，循行于表里，在外则荣养筋骨分肉皮肤，在内则贯五脏，络六腑，于是浮沉迟数，善恶之脉皆朝于寸口。此条首言太阳病脉浮紧，为太阳属表，故以荣卫所受风水，随其在诸经四属，隶于太阳之表者，分出六等，在肝肾本部所合，则骨节痛。若风木夹水克脾土所合之肌肉，故肌肉为之不利，所以骨节反不痛，身体反重而酸。《内经》曰：土不及，则体重而肌肉瞤酸是也。因其不渴则可发汗，汗则邪散乃愈。此由风胜水湿，亦名风水。其汗皆生于谷，谷生于精。精气若不足，辄发其汗，风水未散，而荣卫之精先从汗散，遂致极虚，不能温腠理，故恶寒也。若发汗，因辛热之剂上冲于肺，亡其津液，则肺燥而渴。荣卫不虚则不恶寒。其风水之邪乘肺气不足，又并于所合之皮肤，遂为皮水。若皮水久不解，荣卫因与邪并，外不得温分肉，至于身肿冷，状如周痹，内窒胸膈，脾胃气因不得发，窒而为热，故不能食。其胃热复上，与外入之水寒相击，故痛聚于胸中，暮躁不得眠也。脾胃土热之色发于外，是为黄汗。若夫骨节痛而胕肿者，是肾之候也。咳而喘者，是肺之候也。二脏之病俱见者，由肾脉上贯肝入肺，乃标本俱病。今言脾胀，恐肺字之误。且《灵枢》曰：肺是动病则肺胀满，膨膨而喘咳是也。然病虽有变更不一，为尽属在表，于浮紧之脉不变，是以皆得汗之。但渴与下利，小便数，亡其津液者，皆不可汗也。

里水者，一身面目黄肿，其脉沉，小便不利，故令病水。假如小便自利，此亡津液，故令渴也，越婢加术汤主之。方见下。

论曰：《内经》有谓三阴结谓之水，三阴乃脾肺手足太阴经也，此证是矣。何以言之？盖胃为五脏六腑之海，十二经皆受气焉。脾与其行津液者，是故脏腑经脉必因脾乃得禀水谷气。今脾之阴不与胃之阳和，则阴气结伏，凝聚津液不行，而关门闭矣。关闭则小便不利，不利则水积，水积则溢，面目一身。水从脾气所结，不与胃和，遂从土色发出为黄肿。结自三阴，故曰里水，其脉沉也。如小便自利，则中上焦之津液从三阴降下而亡[①]，故渴也。越婢加术汤解见后条。

趺阳脉当伏，今反紧，本自有寒，疝瘕腹中痛，医反下之，下之即胸满短气。

论曰：趺阳脉当伏者，非趺阳胃气之本脉也，为水蓄于下，以伏其气，故脉亦伏。脉法有曰：伏者为水，急者为疝瘕，小腹痛。脉当伏而反紧，乃知其初有寒疝瘕痛。先病者治其本，当先温其疝瘕，治寒救阳而后行水可也。若反下之，是重虚在上之阳，阳虚亦不布化，而成胸满短气也。

趺阳脉当伏，今反数，本自有热，消谷，小便数，今反不利，此欲作水。

论曰：此与上条一寒一热，对出其因。而此为热消谷，不能

---

① 亡：原作"已"，据《二注》改。

上化精微，浊热下流，致膀胱不化，小便反蓄积作水，故水脉不伏而从热反数也。

寸口脉浮而迟，浮脉则热，迟脉则潜，热潜相抟，名曰沉；趺阳脉浮而数，浮脉即热，数脉即止，数止相抟，名曰伏；沉伏相抟，名曰水；沉则络脉虚，伏则小便难，虚难相抟，水走皮肤，即为水矣。

论曰：寸口、趺阳合证者何？寸口者，肺脉所过；趺阳者，胃脉所过。今候脾肺合病，必在寸口、趺阳也。寸口脉浮而迟，浮脉即热者何？浮为卫，卫为阳，卫不与荣和，其阳独在于脉外，故浮脉则热矣。迟脉则潜者何？迟为荣，营，阴也。荣不从卫，匿行脉中，阴行迟，故迟脉则潜矣。热潜相抟，名曰沉者何？肺者，气脏也。其荣卫之出阳入阴，皆肺脏主之，是以百脉朝之也。今荣卫不和，以热潜之邪相抟而至，于是肺脏之气不得布，故自结而沉矣。趺阳脉浮而数，浮脉即热者何？脾者主中焦，与胃为表里。脾，阴也；胃，阳也。脾与胃行津液化血者也。今胃经之阳不与脾经之阴合，失阴之阳独在于表，故以浮脉即热矣。数脉即止者何？脉者血之府，血，阴也。血实则脉实，阴实则脉缓。今脾经之阴血虚不足，所以脉被气促而数，数则阴血不得周流于脉，故数脉即止矣。热止相抟，名曰伏者何？脏之与经，表里相资者也。脏在里，以藉经脉之运动，今二经以热止之邪相抟，经脉失其运动，脏气为之不利，故热止相抟，名曰伏矣。沉伏相抟，名曰水者何？脾肺，手足太阴经之脏也。夫阳为火，阴为水，今手足两太阴，持所结沉伏之阴相抟，故化为水矣，即《内经》曰三阴结谓之水是也。沉则络脉虚者何？肺合皮毛，络脉之在皮肤者，因肺气沉，不发于外，营血又潜，不入于内，络脉虚矣。伏则小便难者何？小便以通行津液，今脾气伏，不为胃行津液，则津液不入膀胱，故小便难矣。虚难相抟，水走皮肤，即为水者何？小便难则水积，积则溢，溢则乘络脉之虚而走注于皮肤，故为水病矣。呜呼！圣人之言大矣哉！举三阴结谓之水，而致三阴结水之病源则无所不该。仲景之言亦至矣，举荣卫经络之变以为规矩，凡他脉象病源，皆可比类推之，学者不可泥是而不化也。

寸口脉弦而紧，弦则卫气不行，即恶寒，水不沾流，走于肠间。

论曰：脉弦为水，紧为寒。夫卫气喜温而恶寒，今水且寒，则卫气无以温分肉，肥腠理，故恶寒也。然肺者荣卫之主，通调水道，下输膀胱，气化出溺。今卫气不行，即肺之治节不行，治节不行则输水之职废，故不得沾流水道，反自走肠间。肠，大肠也。大肠乃与肺合，若上条之走皮肤者，亦为皮肤亦肺所主。二者对出，以明其肺之不调，则随其所属而之内外故耳。

少阴脉紧而沉，紧则为痛，沉则为水，小便即难。脉得诸沉，当责有水，身体肿重。水病，脉出者死。

论曰：脉可一法取之乎？不可也。此脉沉为水，脉出为死者，则是脉不可出而浮大也。第以气强为水者观之，非脉之浮大者乎？而风水、皮水脉皆浮，妊妇病水亦浮，由是言之，水病岂独取沉脉为例哉？何此条有若是之论耶？盖独为少阴病水言耳。少阴者，至阴盛水也，在四时主冬，故脉沉，水之象当然也，少阴经气当然也。当沉故不可出，出则少阴经气不藏而外绝，死之征矣。吁！凡言沉浮迟数之脉，为其各有所由，故不可以一法取之也。虽然，肾脏独病其水则沉，兼风则不沉。其所谓出者，非独谓浮也，谓经气离出其脏，沉之亦无有也。

夫水病人，目下有卧蚕，面目鲜泽，脉伏，其人消渴。病水腹大，小便不利，其脉沉绝者，有水，可下之。

论曰：《内经》谓：色泽者，病溢饮。溢饮者，渴而多饮，而易人肌皮肠胃之外，注云是血虚中湿。又曰：水，阴也，目下亦阴也。腹者，至阴之所居也。故水在腹，便目下肿也。《灵枢》曰：水始起也，目下微肿，如蚕新卧起之状，颈脉动时咳，阴股间寒，足胫肿，腹乃大，其水已成矣。以手按其腹，随手而起，如里水之状。自今观之，此证殆本是也。其人初由水谷不化津液，以成消渴，渴必多饮，饮多则水积，水积则气道不宣，故脉伏矣。所积之水溢于肠胃之郭则腹大，三焦之气不化则小便难。若脉沉绝者，知其水积在内已甚，脉气不发故也，必下其水乃愈。

问曰：病下利后，渴饮水，小便不利，腹满因肿者，何也？
答曰：此法当病水，若小便自利及汗出者，自当愈。

论曰：下利后血虚液少，故渴。渴而暴饮，水停不散，故小便不利，溢于内外以成肿满。若小便利，汗出，则所停之水行而肿满愈矣。

心水者，其身重而少气，不得卧，烦而躁，其人阴肿。

论曰：心者，君火也，其气蕃茂，遇寒水则屈伏。今水客于心，火气郁燔，不得发于分肉则身重，不充盛于气海则少气，烦热内作则躁不得眠也。火气不舒，其味从郁所化而过于苦。水积于外，其味从胜所化而过于咸。凡味归阴以生形，其苦乃从咸味润下，入于胞囊，故阴肿也。如下病肾水者，止以咸渗泄，但作阴下湿而已。此因苦味与咸相合，苦性坚，因火与水相抟，所以咸味不得渗泄，而结为阴肿矣。

肝水者，其腹大，不能自转侧，胁下腹痛，时时津液微生，小便续通。

论曰：足厥阴之脉，过阴器，抵少腹，夹胃，属肝，络胆，布胁肋。今以水客于经，伤其生发之气，肝脏之阳已竭，故病如是。然肝在下，主疏泄，虽受水郁，终有时而津液微生，则小便得以暂通也。

肺水者，其身肿，小便难，时时鸭溏。

论曰：肺主皮毛，行营卫，与大肠为合。今有水病，是营泣卫停，其魄独居，阳已竭于外，则水充满皮肤。肺本通水道，下输膀胱而为尿溺，今既不通，水不得自小便出，反从其合，与糟粕混成鸭溏也。

脾水者，其腹大，四肢苦重，津液不生，但苦少气，小便难。

论曰：脾居中及四肢，与胃为合。其脉自足入腹，属脾络胃，为阴脏也。阴主藏物，今水在脾，而脾胃之气不行，蓄积于中，故腹大。四肢不得禀水谷，故苦重。谷精不布，故津液不生。胃之贲门不化，则宗气虚而少气。胃之幽关不通，则水积而小便难。

肾水者，其腹大，脐肿腰痛，不得溺，阴下湿如牛鼻上汗，其足逆冷，面反瘦。

论曰：足少阴之脉，起足心，循内踝，贯脊，属肾，络膀胱，为胃之关。今水在肾，关门不利，故聚水而为腹大，脐肿腰痛，不得溺也。夫肾为水之海，然水在海者，其味必咸，咸必渗走囊外，湿如牛鼻上汗，正《内经》所谓盐味咸，令器津液是也。咸水之病作，则心火必退伏而衰微。其足之经络皆竭其阳，惟孤阴而已，故逆冷也。心火退伏，则营卫诸阳尽退，不荣于上，而脾胃谷精亦不循脉上于面，故反瘦也。

师曰：诸有水者，腰以下肿，当利小便；腰以上肿，当发汗乃愈。

论曰：分腰上下为利小便、发汗，何也？盖是身半以上，天之分，阳也；身半以下，地之分，阴也。而身之腠理行天分之阳，小便通地分之阴，故水停于天者，开其腠理而水从汗散之。水停于地者，决其幽门而水自小便出矣。此即《内经》开鬼门，洁净府法也。

师曰：寸口脉沉而迟，沉则为水，迟则为寒，寒水相抟，趺阳脉伏，水谷不化，脾气衰则鹜溏，胃气衰则身肿。少阳脉卑，少阴脉细，男子则小便不利，妇人则经水不通。经为血，血不利则为水，名曰血分。

论曰：仲景脉法，寸口多与趺阳合诊，何也？盖寸口属肺，手太阴之所过，肺朝百脉，是以十二经脉各以其时自为善恶之状，来见于寸口。脾胃二经虽与诸经一体出在右关，然胃乃水谷之海，五脏皆禀气于胃，则胃又是五脏之本，所以其经脉尤为诸经之要领也。是故邪或干于胃者，必再就趺阳诊之。趺阳者，足跗上冲阳，胃脉之原也。然而此条谓寸口沉为水，迟为寒者，皆非外入之邪，乃由脾胃冲脉二海之病所致而然也。何以言之？水谷之阳不布，则五阳虚竭，阳虚竭则生寒。下焦血海之阴不生化，则阴内结，内结则生水，于是水寒相抟于二海。然二海皆是十二经禀气者，故十二经脉尽从所禀水寒之状出于寸口也。脾与胃为表里，邪在其海则水谷不化。脾气衰则不能与胃行其津液，致清浊不分于里而为鹜溏。胃气衰则不能行气于三阳，致阳道不行于表而身体分肉皆肿。二经既不利于行，故趺阳之脉伏矣。邪在血海，而血海者冲脉所主，冲脉与肾之大络同出肾下，男女天癸之盛衰皆系焉。《内经》曰：肾为作强之官，伎巧出焉。自越人以两肾分左右，右肾为男子藏精施化，女子系胞成孕。由此观之，冲任正隶其所用之脉也。及王叔和分两肾于左右尺部，一皆以足少阴经属之，其表之腑亦并以膀胱足太阳配之，但在右尺足太阳下，注一说：与三焦为表里。余尝考其所由，此说出自《灵枢》，谓：三焦下输，出于委阳，并太阳之正，入络膀胱，约下焦，实则癃闭。又曰：三焦者，中渎之腑，水道出焉，属膀胱，是孤之腑也。今以邪抟血海，血海属右肾之脏，三焦是其腑。是以男女亦必从阴阳气血表里而分，在女则自其阴，血海者而病。在男则自其阳，三焦者而病。冲脉非大经十二之数，附见于足少阴脉者，是故男子少阳脉卑，为三焦气不化，不化则小便不利。妇人少阴脉细，则经水不通。经为血，血不利则为水，名为血分。虽然，小便不利因为水者，不独由于气，亦或有因血所致，如前第十三篇用蒲黄散等方治血者，概可见也。

　　问曰：病者苦水，面目身体四肢皆肿，小便不利，脉之不言水；反言胸中痛，气上冲咽，状如炙肉，当微咳喘。审如师言，其脉何类？师曰：寸口脉沉而紧，沉为水，紧为寒，沉紧相搏，结在关元，始时当微，年盛不觉。阳衰之后，荣卫相干，阳损阴盛，结寒微动，肾气上冲，喉咽塞噎，胁下急痛，医以为留饮而大下之，气击不去，其病不除。后重吐之，胃家虚烦，咽燥欲饮水，小便不利，水谷不化，面目手足浮肿。又与葶苈丸下水，当时如小瘥，食饮过度，肿复如前，胸胁苦痛，象若奔豚，其水扬溢，则浮咳喘逆。当先攻击冲气令止，乃治咳，咳止，其喘自瘥。先治新病，病当在后。

论曰：此谓水病，脉之不言水，反言胸中痛等病，当时记其说者以为异，岂异乎哉？是从色脉言尔。脉沉为水，紧为寒为痛。水寒属于肾，足少阴脉自肾上贯肝膈，入肺中，循喉咙。其支者从肺出络心，注胸中。凡肾气上逆，必冲脉与之并行，因作冲气，于是从其脉所过，随处与正气相击，而为病者言之尔。至若知其病始由于关元者，如首篇立观色，便是察病法也。夫五脏六腑在内，有强弱荣悴，尽出见于面部，分五官五色以辨之。关元是下纪，足三阴、任脉所会，肾之治内，与营卫出阳入阴，关元是其要地。当时必见其肾部之色，微黑而枯，因知是关元有寒，久痹之证，非一日也。及阳衰之后，荣卫失常乱度，阴阳反作，以干犯之，于是结寒之邪发动，肾气冲上，作此诸证。医不治其冲气，妄吐下之，遂损其胃。胃者主腐熟水谷，化津液，其脉上循于面，主手足。今胃气既虚则水谷不化，津液不行，于是作渴欲饮水，小便不利，故水积聚，扬溢于面目，四肢浮肿，冲气乘虚愈击。至于更有象若奔豚咳喘之状，必先治其冲气之本，冲气止，肾气平，则诸证自瘥。未瘥者，各随其当，补阳泻阴，行水实胃，疏通关元之久痹，次第施治。

风水，脉浮身重，汗出恶风者，防己黄芪汤主之。腹痛加芍药。

防己黄芪汤方

防己一两　黄芪一两一分① 　白术三分　甘草半两，炙

---

① 一分：原脱，据《金匮》补。

上剉，每服五钱匕，生姜四片、枣一枚，水盏半，煎取八分，去滓，温服，良久再服。

论曰：脉浮，病在表，表有风水，客分肉则身重，卫气虚则汗出恶风。防己者，本草谓其能疗风肿、水肿，通腠理，是以为君。黄芪入皮毛，补虚为臣。白术治皮间风，止汗。甘草和药，助白术益土养肌。生姜、大枣辛甘发散为使。其有气塞中焦，阴阳不得升降而腹痛者，加芍药，合生姜扶阳收阴，是制方之意如此。

风水恶风，一身悉肿，脉浮不渴，续自汗出，无大热，越婢汤主之。

越婢汤方

麻黄六两　石膏半斤　生姜三两　大枣十五①枚　甘草二两

上五味，以水六升，先煮麻黄，去上沫，纳诸药，煮取三升，分温三服。恶风者加附子一枚，炮，风水加术四两。《古今录验》。

论曰：营，阴也，水亦阴也；卫，阳也，风亦阳也。各从其类。水寒则伤营，风热则伤卫。脾乃营之本，胃乃卫之源。营伤，脾即应而病；卫伤，胃即应而病。脾病则阴自结，不与胃和以行其津液；胃病则阳自拥，不与脾和以输其谷气。而营卫不得受水谷之精悍，于是气日以削，不肥腠理，故恶风；不充分肉皮肤，惟邪是布，故一身悉肿。其脉浮者，即首章谓风水脉浮是也。续自汗出者，为风有时开其腠理也。无大热者，止因风热在卫，而卫自不成其热也。不渴者，以内无积热，外无大汗，其津

---

① 十五：原作"十二"，据《金匮》改。

液未耗，故不渴也。是以用越婢汤主之，然与前条所谓里水其脉沉者相反，何乃同用是方治之乎？兹所以见仲景神其变化，观之者可不究心欤？盖里水为脾之三阴结而化水，不得升发，故用是汤发之。若此证之表虚恶风，续自汗出者，亦必发中焦之谷气，上输营卫。李东垣有云：土气不足，推而扬之。是以二证虽有表里不同，然皆当发越脾气，故一以是汤治之。或曰麻黄能调血脉，开毛孔皮肤，散水寒，石膏解肌退风热，今子不以药之治邪为言，而乃用命汤之名，云其发越脾气以愈其病，无乃过乎？曰：仲景命方，如青龙、白虎，各有所指，岂越婢徒然而命哉？吾亦尝思之矣，天人万物，气皆相贯，味皆相通。由是邪之感于人，必客于同类之形。当假物之同类者以祛之，以我同类之物，祛我同类之邪，非惟祛之而已，且有发越其同类之形气也。若越婢汤于发越脾气，无一味相间，岂不仲景有意于命方哉。何以然？夫五脏各一其阴阳，独脾胃居中而两属之，脾主阴而胃主阳。且夫自流行者言之，土固五行之一，自生成者言之，则四气皆由土而后成，是故万物生于土，死亦归于土。然土不独成四气，土亦从四维而后成，不惟火生而已。于是四方有水寒之阴，即应于脾，风热之阳，即应于胃，饮食五味寒热，凡入于脾胃者亦然。一有相干，则脾气不和，胃气不清，而水谷不化其精微，以行营卫，以实阴阳也。然甘者是土之本味，所以脾气不和，和以甘热，胃气不清，清以甘寒。要而行之，必走经脉，要而合之，必通经隧。经隧者，脏腑相通之别脉也。是故麻黄之甘热，可自阴血中出走手足太阴经，达于皮肤，行气于三阴，以祛阴寒之邪。石膏之甘寒，可自气分出走手足阳明经，达于肌肉，行气于三阳，以祛风热之邪。所以用其味之甘以入土，用其气之寒热以和阴阳，用其性之善走以发越脾气。更以甘草和中，调其寒热缓急。二药相协而成功，必以大枣之甘补脾中之血，生姜之辛益胃中之气。恶风者阳虚，故加附子以益阳。风水者则加术，以散皮肤间风水之气，发谷精以宣营卫，与麻黄、石膏为使，引其入土也。越脾之名，不亦宜乎？

皮水为病，四肢肿，水气在皮肤中，四肢聂聂动者，防己茯苓汤主之。

防己茯苓汤方

防己三两　黄芪三两　桂枝三两　茯苓六两　甘草二两

上五味，以水六升，煮取二升，分温三服。

论曰：此证与风水脉浮用防己黄芪汤颇同，而有浅深之异，故用药如是。其风水者，虽是脉浮在表，然以风水下郁，土气不发，是以用白术、姜、枣发之，此乃皮水郁其营卫，手太阴不宣治法。金郁者泄之，水停者以淡渗，故用茯苓以易白术。营卫不得宣行者，散以辛甘，故用桂枝、甘草以易姜、枣。《内经》谓：肌肉蠕动，命曰微风。而此四肢聂聂动者，为风在营卫，触于经络而动，故桂枝、甘草亦得而治也。

里水，越婢加术汤主之，甘草麻黄汤亦主之。

越婢加术汤方 见上，于内加白术四两。又见中风中。

甘草麻黄汤方

甘草二两　麻黄四两

上二味，以水五升，先煮麻黄，去上沫，纳甘草，煮取三升，温服一升，重覆汗出，不汗，再服，慎风寒。

论曰：此条但言里水，不叙脉证，与前条里水之名同，所治越婢加术汤又同，何乃两出之？将亦有少异乎？东垣用甘草麻黄汤，观之便可知其概也。前条里水出证，止就身肿、小便不利、亡津液而渴者。大抵一经之病，随其气化所变，难以一二数，以故其细，则可举其目，则不可得而详。其经其邪之纲既同，其目少异，不复言也，惟在方中佐使之损益何如耳。

水之为病，其脉沉小，属少阴；浮者为风；无水虚胀者为气；水，发其汗即已。脉沉者宜麻黄附子汤；浮者宜杏子汤。

麻黄附子汤方

麻黄三两　甘草二两　附子一枚，炮

上三味，以水七升，先煮麻黄，去上沫，纳诸药，煮取二升半，温服八分，日三服。

杏子汤方 未见，恐是麻黄杏仁甘草石膏[①]汤

论曰：少阴主水，其性寒，此一条皆少阴证也，非独脉沉小者属之，浮者亦属之。但因其从风出于表，而水不内积，故曰无水。若不因于风，止是肾脉上入于肺而虚胀者，则名气水。然肾水、风水，已有治法，不必言。独以气水宜分脉浮沉，发其汗者言之。脉沉者，由少阴水寒之邪，其本尚在于里，阴未变，故用麻黄散水，附子治寒。脉浮者，为其水以从肾上逆于肺之标，居于阳矣。变而不寒，于是用杏子汤，就肺中下逆气。注谓未见其方，恐是麻黄杏子石膏甘草汤也。观夫二方，皆发汗散水者也，独在附子、杏仁分表里尔。

厥而皮水者，蒲灰散主之。方见消渴中。

论曰：此皮水不言病形之状，惟言用蒲灰散治，何也？大抵为其证与首章皮水者同，故不复言。然彼以发其汗，此因得之于

---

① 甘草石膏：原作"石膏甘草"，倒文，据《金匮》乙转。

厥，故治法不同。厥者，气逆也，由足少阴经肾气逆上入肺，肺与皮毛为合，于是逆气溢出孙络，故孙络之血泣，与肾气合化而为水，充满于皮肤，故曰皮水。所以用蒲黄消孙络之滞，利小便为君。滑石开窍通水道以佐之。小便利则水下行，水下行则逆气降，与前皮水二条有气血虚实之不同。只此见仲景随机施治之法，以示人取准则者也。

问曰：黄汗之为病，身体肿，一作重。发热，汗出而渴，状如风水，汗沾衣，色正黄如柏汁，脉自沉，何从得之？师曰：以汗出入水中浴，水从汗孔入得之，宜芪芍桂酒汤主之。

黄芪芍桂①苦酒汤方

黄芪五两　芍药三两　桂枝三两

上三味，以苦酒一升，水七升，相和，煮取三升，温服一升，当心烦，服至六七日乃解。若心烦不止者，以苦酒阻故也。一方用美酒醯代苦酒。

论曰：汗本津也，津泄则卫虚。水血同类，阴也。水入则营寒，寒则气郁，气郁则发热，水热相抟于分肉则身肿。营出中焦，营之郁热内蓄于脾，则津液不行而渴。卫虚，腠理不固则汗出。脾土热发，则黄色见于汗如药汁也，所以补卫为要。黄芪益气，入皮毛，肥腠理，退热止汗之功尤切，故为君。桂枝理血，入荣散寒，通顺血脉，解肌肉，用之调营以和卫，故为臣。营气因邪所阻，不利于行，芍药能去水，收阴气，通其道，故佐桂枝，一阴一阳以利其营气。苦酒，醋也，用之为使，引入血分，以散消滞。注曰：一方用美酒，或说苦酒即美酒，美酒则性热入

---

① 芍桂：原作"芍药桂枝"，据《金匮》改。

心，可以致烦，恐醋但能刺心而不烦，未审二酒孰是。

黄汗之病，两胫自冷；假令发热，此属历节。食已汗出，又身常暮盗汗出者，此劳气也。若汗出已，反发热者，久久其身必甲错。发热不止者，必生恶疮。若身重，汗出已辄轻者，久久必身𥆧，𥆧即胸中痛。又从腰以上必汗出，下无汗，腰髋弛痛，如有物在皮中状，剧者不能食，身疼重，烦躁，小便不利，此为黄汗。桂枝加黄芪汤主之。

桂枝加黄芪汤方

桂枝　芍药　生姜各三两　甘草二两　大枣十二枚　黄芪二两

上六味，以水八升①，煮取三升，温服一升，须臾饮热稀粥一升余，以助药力，温服取微汗；若不汗，更服。

论曰：此黄汗之病，由阴阳水火不既济。阴阳者，营卫之主；营卫者，阴阳之用。是故阴阳不既济，而营卫亦不循行上下，于是阳火与营卫独壅于上，为黄汗。阴水独积于下，致两胫冷。设阳火盛及肌肉则发热，阴水寒及筋骨则历节痛。若夫起居饮食过节之劳，必伤脾胃。脾胃伤则营卫不充于腠理，是以食入所长之阳，即与劳气相抟，散出为汗。又或日暮气门不闭，其津液常泄为盗汗也。凡汗出必当热解，今汗已，反发热者，是邪气胜而津液亡泄也。津液亡则肌肤无以润泽，久久必枯涩而甲错。发热不已，其热逆于肉理，乃生恶疮。若邪正相抟于分肉间则身重。汗出已，虽身重辄轻，然正气又从汗散而虚，营卫衰微，脉络皆空，久邪气热生风，风火动于分肉脉络间，必作身𥆧。𥆧即胸中痛者，由胸中属肺金，主气，行荣卫之部，气海在焉，所虚

---

① 八升：原作"一斗"，据《金匮》改。

之气不胜风火之击，是以痛也。又从腰以上必汗出者，腰以上阳也，为阳气与营卫俱全虚，腠理不密，故津液被风火泄出也。腰以下阴也，为孤阴痹于下，故无汗。所以腰髋弛痛，如有物在皮中状者，即《内经》之谓痛痹逢寒则虫之类也。剧则不能食，身疼烦躁，小便不利者，为营卫虚甚，谷气不化，故不能食。营卫不充于分肉，故身疼重。胃中虚热，上注心中作烦躁。小便不利者，因津液从汗出故也。由是言之，此条黄汗。首尾尽在脾胃不能运行阴阳之化所致耳。上汗出，下寒冷，此荣卫之变，不能领其阳上下循环而然也。假令发热，是卫气触阳邪而盛，营气因阴邪而衰。营气不与卫通，养其筋骨，遂成历节痛，此营卫之变，失养筋骨而然也。凡饮食入胃，谷之精微化为营卫，今以房劳伤其阴精，荣气衰微，卫失相将，独浮于脉外，故食入乘其谷气，热熏即作汗出。其营卫暮当行阴，为营微不领卫入，而卫自浮于表，不入于阴，寝即外泄成盗汗，此营卫之变不和于脉之外内而然也。营卫者，一阴一阳相停则成合和，循行皮肤肌肉，遇邪郁遏则热，汗出则热散，此其常也。今汗出反发热，不为汗解，是郁热之气在营血之中，久久津液脱亡，营血衰微，不滋于皮肤，遂成皴揭枯燥如甲错。其热血逆于肉理则成恶疮，此营卫之变在皮肤肌肉而然也。营卫滞于肌肉则身重，得汗出则和，和则身轻，轻则汗当止。久不止是卫气泄，营气微，脉络空虚，风火之邪乘虚而入，作身𥆧𥆧动。营卫出自胸中，营卫虚而胸中亦虚，邪气因击成痛，此营卫之变在脉络胸中而然也。身之上下阴阳，固有定位，然必营卫周流与之交媾。今营卫既不通和，阳无自而降，阴无自而升，于是阳从上泄，阴从下滞，相击于身半之界，遂成身以上汗，以下无汗，腰髋①弛痛，此营卫之变在上下阻隔而然也。营卫周行于内外，固有从其所过而发病者，亦必有所不至之处而病者焉，所不至则气不化，凡出纳安神，必气化为要。气不化，乌得不病乎？今荣卫不得周流，则三焦无所御，四属断绝。于是上焦主行营卫，气不化则营卫不复布，与邪相滞在皮中，作有物状，剧则至于中焦主纳之气亦不化，则不能消谷引食，外不养四属而作身疼重，内不养其心神而为烦躁。下焦主出纳，气不化则小便不利，此营卫之变不布于三焦而然也。虽病变之不一，其尽因营卫之所致。由是而言，营卫之病于黄汗证，独此数变而已乎？岂非仲景举其概以为准则者？在伤寒用桂枝调和营卫，法如转丸，随病加减，岂仲景独详于彼而略于此哉？古人有云：书不尽言，其斯之谓欤。

师曰：寸口脉迟而涩，迟则为寒，涩则为血不足。趺阳脉微而迟，微则为气，迟则为寒。寒气不足则手足逆冷，手足逆冷则营卫不利，营卫不利则腹满胁鸣相逐，气转膀胱，营卫俱劳。阳气不通即身冷，阴气不通即骨疼。阳前通则恶寒，阴前通则痹不仁。阴阳相得，其气乃行；大气一转，其气乃散。实则失气，虚则遗尿，名曰气分。

论曰：人之血气营卫皆生于谷，谷入于胃，化为精微。脾与胃以膜相连，主四肢，于是脾输谷气于三阴，胃输谷气于三阳。其六经皆起于手足，故内外悉藉谷气温养之也。寸口以候营卫，趺阳以候脾胃。脾胃虚寒，则手足不得禀水谷气，日以益衰，故逆冷也。手足逆冷，则营卫之运行阴阳六经者皆不利。营卫不

---

① 髋：原作"膑"，据上条《金匮》之"腰髋弛痛"改。

利，则逆冷之气入积于中而不泻，不泻则内之温气去，寒独留，寒独留则脾气不行而腹满。脾之募在季胁章门，寒气入于募，正当少阳经脉之所过。且少阳为枢，主为十二官行气之使。少阳之腑，三焦也，既不得行升发之气于上焦以化营卫，必反引其在腹与入募之寒，相逐入于三焦之下输。下输属膀胱也，当其时，营微卫衰，卫气不能行其阳于表即身冷，营气不能行其阴于里即骨痛。阳虽前通而身冷少除，然卫气未与营之阴和，孤阳独至，终不充于腠理，故恶寒。阴虽前通而骨痛少愈，然营气未与卫之阳合，孤阴独至，终不能温分肉，故痹而不仁。必从膻中气海之宗气通转，然后阴阳和，营卫布，其邪气乃从下焦而散也。下焦者，决渎之官，水道出焉，前后二窍皆属之。前窍属阳，后窍属阴。阳道实则前窍固，邪自后窍失气而出之，阳道虚则从前窍遗尿而去矣。为大气一转而邪散，故名曰气分。

气分，心下坚，大如盘，边如旋杯，水饮所作，桂枝去芍药加麻黄细辛附子汤主之。

桂枝去芍药加麻黄细辛附子汤方

桂枝三两　生姜三两　甘草二两　大枣十二枚　麻黄二两　细辛二两　附子一枚，炮

上七味，以水七升，煮麻黄，去上沫，纳诸药，煮取二升，分温三服，当汗出，如虫行皮中即愈。

论曰：观夫是证与上条所叙病不同，名之气分乃同，与下条所云[①]。

心下坚，大如盘，边如旋盘，水饮所作，枳术汤主之。

---

① 所云：中科院本作"所叙同"。

枳术汤方

枳实七枚　白术二两

上二味，以水五升，煮取三升，分温三服，腹中软，即当散也。

论曰：心下，胃上脘也。胃气弱，则所饮之水入不消，痞结而坚，必强其胃，消其痞。白术健脾强胃，枳实善消心下痞，逐停水，散滞血。

附　方

《外台》防己黄芪汤

治风水，脉浮为在表，其人或头汗出，表无他病，病者但下重，从腰以上为和，腰以下当肿及阴，难以屈伸。方见风湿中。

论曰：头汗者风，腰以下肿者水，水甚于风，故表无他病，当治腰下为要。然是汤前条治风水在表，此可治风水在下之病，何也？考之本草，谓防己疗风水肿，手脚挛急。李东垣亦以治腰以下至足，湿热肿盛，脉浮头汗。虽曰表无他病，然与表证同，故可通治。

黄疸病脉证并治第十五

论二首　脉证十四条　方七首

寸口脉浮而缓，浮则为风，缓则为痹。痹非中风，四肢苦烦，脾色必黄，瘀热以行。

论曰：脾胃者，主四肢，合肌肉，其色黄，其气化湿，其性痞着，其脉迟缓，所畏风木。凡风者，善行数变。若中风而风独行者，开则洒皮毛以出汗，闭则热肌肉以闷乱。今风与湿相搏则成痹，所痹之风则不能如中风之善行，内郁为瘀热，郁极乃发。风性动，夹其脾胃所积之瘀热以行，从而走四肢，欲散而不散，为之苦烦，出肌肤，为之色黄。缘风所夹而出，故脉浮，因湿所痹，故脉缓也。

跌阳脉紧而数，数则为热，热则消谷，紧则为寒，食即为满。尺脉浮为伤肾，跌阳脉紧为伤脾。风寒相搏，食谷即眩，谷气不消，胃中苦浊，浊气下流，小便不通，阴被其寒，热流膀胱，身体尽黄，名曰谷疸。额上黑，微汗出，手足中热，薄暮即发，膀胱急，小便自利，名曰女劳疸，腹如水状不治。心中懊侬而热，不能食，时欲吐，名曰酒疸。

论曰：谷疸证，跌阳脉紧数者，何寒而致其紧？何热而致其数？尺浮何为伤肾？跌阳脉紧又何为伤脾？风从何生？不详其原，难问其病，病不明则莫知所治矣。窃尝思之，天之六气，感人脏腑，而应于脉诊，固有以热为数，以紧为寒者矣。然而人之脏腑气化，亦有风寒湿热燥火，与天气同其名，寒热温凉同其性，阴阳表里同其病，浮沉迟数同其脉，将何以求其天人之异乎？虽然，亦或有可求之理，天气从八风之变，邪自外入，人气从七情、色欲、饮食、劳役之伤，邪自内出。详是谷疸，由人气所化之淫邪为病，非天气也。盖脾胃之土，有阳土，有阴土，脾阴而胃阳。阴阳离决，二气不合，则胃独聚其阳以成热，为病消谷，脾独聚其阴以成寒，为腹满，于是寒热见紧数之脉者此也。而紧又谓之伤脾者，乃肝木夹肾寒，乘虚害其土，故曰风寒相搏。食入于胃，长气于阳，肝木之风，得阳则动，是以食谷即头目眩运也。肾属水，藏精，实则脉沉，虚则脉浮。而精生于谷，谷不化则精不生，精不生则肾无所受，无所受则虚，而反受下流之脾邪，故曰尺浮伤肾。又曰阴被其寒，阴谓肾，寒谓脾也。此谷气不消，所化之瘀浊，属于脾之寒者下流则伤肾，属于胃之热者下流则伤膀胱，由是小便不通，身体尽黄。生于胃热食谷之浊，故曰谷疸。不然，何乃陈无择引是证用苦参丸治？详其方，苦参、龙胆除胃中伏热，去黄疸。本草又以二药能益肝胆，平胃气。且用猪胆为使，此非就胃中退鬼贼木火者欤？用大麦者，五谷之长，脾胃之所宜，将引苦参、龙胆入脾土也。本草且又曰破冷气，去腹满，此非疗其脾胃结寒者？栀子非泻胃阳结热者欤？人参非合其阴阳者欤？由是观之，紧脉之寒，若不谓脏气之所化，何无热药治之耶？风不谓肝胆之气，何不散风而泻火，以治其木耶？女劳疸，惟言额上黑，不言身黄，简文也。后贤虽曰交接入水中所致，特论一端耳，岂尽其理哉。然此者连于谷疸之后，必胃先有谷气之浊热，下伤于肾，而后成黑疸，黑疸因黄疸而发也。黄，土色；黑，水色。二脏并病，故黄而加黑耳。何以言其然？盖胃之经，阳明也，阳明与宗筋合于气街，因饱食入内，宗筋过用，阴精脱泄，而阳明之湿热乘虚下流于肾，肾中之火亦乘阳明上下交驰，胃土发越而色黄，相火出炎水中而色黑。二脏并病，故二色并见。其黑色先见于额者，肾脉虽不至于额，然膀胱之脉上巅交鼻颊，火性炎上，所以肾火从膀胱上越。更以额者为神庭，属心部。心，火之主也。况心①肾子午同化，君火以足经之火炎就手经，亦必出于额。额者，火之巅也，烟焰所显之地。又心主汗，火越于此，汗亦出于此，所以额黑微汗也。手足心热者，手心乃包络荣穴，足心乃肾之井穴，心肾火盛则应之，薄暮即发。膀胱急，小便自利者，乃阳明主阖，日暮阳明收敛，湿热下流，膀胱之气虽满急，然其气降，故小便自利。若湿热相火郁甚，肾水之气不行，蓄积其腹，胀如水状者，则肾衰矣，故难治。此以气受病者言之。若血病而黑，则如下条女劳疸云。

酒疸者，过饮所致也。酒以五谷所酝，大湿热有毒，其气归心，其味归于脾胃。胃，阳土也，主升；脾，阴土也，主降。胃得之则热盛，脾得之则阴伤。阴伤则不能降，不降则所饮停而不去，气熏于心，心神不宁而作懊憹，气痞中焦故不能食，蓄极乃发，故时欲呕而身尽黄也。

阳明病，脉迟者，食难用饱，饱则发烦，头眩，小便必难，此欲作谷疸。虽下之，腹满如故，所以然者，脉迟故也。

---

① 心：原脱，据中科院本及《二注》补。

论曰：此证尝见《伤寒》阳明证中，注曰：阳明病脉迟，则邪方入里，热未为实也。食入于胃，长气于阳，胃中有热，食难用饱，饱则微烦而头眩者，谷气与热气相击，两热相合，消搏津液，必小便难，利者不能发黄，言热得泄也。小便不利，则热不得泄，身必发黄。疸，黄也，以其发于谷气之热，故名谷疸。热实者下之则愈，脉迟为热气未实，虽下之，腹满亦不减也。经曰：脉迟，尚未可攻，注文若是。虽然，脉迟不独为热未实，至若《脉经》曰：关脉迟带弱者，无胃气有热。由是言之，则胃虚而脉迟者，尤不可攻也。

夫病酒黄疸，必小便不利，其候心中热，足下热，是其证也。

论曰：酒乃大湿热物，膀胱者，清净之府，津液藏焉，气化而出。若过于酒，伤其气化，小便必难，积于中则心热，害于肾则足下热，积成瘀热，发于外而为黄疸也。

酒黄疸者，或无热，靖言了了，小①腹满欲吐，鼻燥，其脉浮者先吐之，沉弦者先下之。

论曰：酒入胃内，不伤心则无心热，故神不昏而谋计之言明慧，不伤肾则无足热。但酒停于膈欲吐，阳明气郁，中成腹满，阳明脉上入颊中，作鼻燥。脉浮者，病膈上，积多在阳，先吐上焦，而后治其中满。沉弦者，病膈下，积多在阴，先下其中满，而后治其上焦也。

酒疸，心中热，欲呕者，吐之愈。

论曰：酒停胃上脘②则心中热而欲呕，必吐去之则可愈。

---

① 小：原作"了了"，据《金匮》改。

② 脘：原作"管"，据中科院本改。

酒疸，下之，久久为黑疸，目青面黑，心中如啖蒜齑状，大便正黑，皮肤爪之不仁，其脉浮弱，虽黑微黄，故知之。

论曰：酒疸之黑，非女劳疸之黑也。女劳之黑，肾气所发之黑；酒疸之黑，败血之黑。盖因酒之湿热伤其脾胃，脾胃不和，阳气不化，阴血不运。若更下之，久久则运化之用愈耗矣。故气耗血积，其血败腐，瘀浊，色越肌面为黑。味变于心，咽作嘈杂，心辣如啖蒜齑状。营血衰而不行，痹于皮肤，爪之不仁，输于大肠，便如漆黑。其目青与脉浮弱，皆血病也。

师曰：病黄疸，发热烦喘，胸满口燥者，以病发时，火劫其汗，两热所得。然黄家所得，从湿得之。一身尽发热而黄，肚热，热在里，当下之。

论曰：黄疸必从湿热二气所发。湿有天地之湿，人气之湿，饮食之过，皆足致之。然三者之湿内应脾胃之土，郁而成热，郁极乃发，发则一身尽热，而土之黄色出显于表为黄疸也。此证者先以外感湿邪，大法，湿宜缓取微汗，久久乃解。今用火劫其汗，汗纵出而湿不去，所劫之火热反与内之郁热相并，客于胃足阳明经，故发热烦喘胸满，而发热仍在，复燥，此际宜寒凉之剂解利之。肚热则邪入脏，故当下矣。

脉沉，渴欲饮水，小便不利者，皆发黄。

论曰：大抵黄疸，俱属太阴、阳明，热蒸其土而然也。而阳明又属金，金得火则膹郁燥渴，由是燥与湿热相搏则津液不化，故上焦渴而欲饮，下焦约而小便难，上下不通，郁极乃发于肌肤而作色黄。此条^①在里之热甚，故脉沉。《伤寒论》阳明证有谓发

---

① 条：此字后原衍"曰"字，据《二注》删。

热头汗，身无汗，渴饮水浆，小便不利者，茵陈蒿汤主之，正此类也。

黄疸之病，当以十八日为期，治之十日以上瘥，反极为难治。

论曰：仲景论伤寒必六经相传，六日为传尽，十二日为再经。今黄疸谓十八日为期者，则是亦如热病法，至十八日为三传矣。传之至三，经气衰惫，死矣。治之十日瘥者，盖黄疸属太阴脾病，十日当其传太阴之日。若邪气渐愈，过此则邪仍盛而反极，故难治。

疸而渴者，其疸难治，疸而不渴者，其疸可治。发于阴部，其人必呕；阳部，其人振寒而发热也。

论曰：疸即瘅也，瘅者，单阳而无阴，热已胜其湿，脾胃之津液乏竭。无阴液竭，热蒸不已，孤[①]阳其能独生乎？《内经》曰：刚与刚，阳气破散，阴气乃消亡。其难治也为此。若不渴，则阴气犹存，故可治。阴部者，脾太阴也；阳部者，胃阳明也。热甚于里则呕，热在于表则发热振寒。《灵枢》曰：脾是动者呕，阳明是动病者，洒洒振寒是也。虽然，伤寒发黄渴，尝亦用茵陈汤治，不可概言。而此云难治者，必此黄甚于彼黄，渴甚于彼渴故耳。

谷疸之为病，寒热不食，食即头眩，心胸不安，久久发黄为谷疸，茵陈汤主之。

茵陈汤方

茵陈蒿六两　栀子十四枚　大黄二两

---

① 孤：原作"狐"，据中科院本改。

上三味，以水一斗，先煮茵陈，减六升，纳二味，煮取三升，去滓，分温三服。小便当利，尿如皂角汁状，色正赤。一宿腹减，黄从小便去也。

论曰：按茵陈蒿汤尝治伤寒阳明瘀热在里，身黄发热，但头汗出，身无汗，剂^①颈而还，小便不利，渴引水浆者，与伤寒七八日，身黄如橘子色，小便不利，腹微满者。今又治是证，然三^②者之病互有不同，何乃总以是方治之耶？盖以三证尽属里热，但务去其邪，于病之同与不同勿论也。其此之寒热非惟表证，脾胃内热达于外而成肌肤寒热者，亦不能食。何以言其然？《灵枢》曰：肌寒热者，取三阳于下，补足太阴，以出其汗，此非脾胃热者欤？不然，何不解其表邪，而遽治其里也。茵陈蒿治热结发黄，佐之栀子去胃热，通小便，更以大黄为使荡涤之。虽然，凡治疸之内热，不可不察其轻重，如栀子柏皮汤解其身黄发热，内热之未实者；麻黄连翘赤小豆汤，表有寒湿，内有瘀热而黄者；大黄硝石汤下内热之实者，栀子大黄汤次其大黄硝石者，此茵陈蒿汤又其次者也。然则治病之轻重，大法固然矣。设若更论其受病之因，又宁无同病而异治者焉。若得之膏粱食肥者，气滞血壅，得之先贵后贱，前先富后贫，与脱势惭愧，离绝忧患者，虽皆郁积成热，终其气血失^③损，可与食肥者同治乎？得之贫贱者，非以水为事，即以残羹冷炙，久卧湿地，若此者，多夹寒湿，致阴阳乖隔而病，又可与上二者同治乎？假攻其邪当同，而先后调治，亦必不可尽同也。

---

① 剂：齐也。

② 三：原作"二"，据文意及《二注》改。

③ 失：原作"先"，据《二注》改。

腹满，舌痿黄，燥不得睡，属黄家。舌痿疑作身痿[①]。

论曰：此瘀热内积为腹满，外达肌表成痿黄。心热气烦血少，营卫夜不入阴，故不得眠。言属黄家者，为其不似黄疸之黄，然亦积热而黄，与之同耳。虽然，黄疸之黄深，实热之黄也；痿黄之黄浅，脾胃虚热之黄也，宁无少异欤？此注文疑身痿黄之义如此。若本文舌痿黄燥者，亦有说焉。心脾之脉散舌上下，凡舌本黄燥即是内热，况痿黄燥。可见湿热结积，虽不行于肌表，然已显于舌矣。不待身黄而后谓之黄，其舌既由内而发黄，即属黄家。

黄家，日晡所发热，而反恶寒，此为女劳得之。膀胱急，少[②]腹满，身尽黄，额上黑，足下热，因作黑疸。其腹胀如水状，大便必黑，时溏，此女劳之病，非水也，腹满者难治，硝石矾石散主之。

硝石矾石散方

硝石　矾石烧。等分[③]

上二味，为散，以大麦粥汁和服方寸匕，日三服。病随大小便去，小便正黄，大便正黑，是候也。

论曰：按此即前女劳疸证。夫肾者，阴之主也，为五脏之根，于是血尽属之。血虽化于中土[④]，生之于心，藏之于肝，若肾阴病则中土莫得而化，心莫得而生，肝莫得而藏，营卫莫得而运，其血败矣，将与湿热凝瘀于肠胃之中。然肾属水，其味

---

① 腹满……舌痿疑作身痿：《金匮》在"脉沉，渴欲饮水，小便不利者，皆发黄"后。

② 少：原作"小"，形近致误，据《金匮》改。

③ 等分：前原衍"各"，据《金匮》删。

④ 土：原作"上"，据《二注》及文意改。

咸，其性寒，故治之之药，必用咸寒，补其不足之水，泻其所客之热，荡涤肠胃，推陈致新，用硝石为君。本草谓矾石能除固热在骨髓者，则是骨与肾合，必亦能治肾热可知也，况于消瘀浊之功乎？以大麦粥汁为使，引入肠胃，下泄其郁气。大便属阴，瘀血从是而出，其色黑；小便属阳，热液从是而利，其色黄，见此为效也。陈无择用是证分之为二：无发热恶寒，其大便黑，脉滑者，用是汤治；若发热恶寒，无大便黑，其脉浮紧，则以滑石、石膏治，此以表里气血论也。

酒黄疸，心中懊憹或热痛，栀子大黄汤主之。

栀子大黄汤方

栀子十四枚　大黄一两　枳实五枚　豉一升

上四味，以水六升，煮取二升，分温三服。

论曰：酒热内结，心神昏乱，作懊憹，甚则热痛。栀子、香豉皆能除心中懊憹，大黄荡涤实热，枳实破结逐停，去其宿积也。按《伤寒论》阳明病无汗，小便不利，心中懊憹者，身必发黄。由是言之，诸热甚于内者，皆能成是病，非独酒也。

诸病黄家，但利其小便；假令脉浮，当以汗解之，宜桂枝加黄芪汤主之。方见水病中。

论曰：黄家大率从水湿得之，经虽有谓治湿不利小便，非其治也。然脉浮者，湿不在里而在表，则当汗解之。若反利之，表湿乘虚入里作癃闭，故须以脉别之，适其所在可也。虽然，观夫攻下内热之方，有轻重浅深，其利小便与发汗之方，又宁无轻重浅深之异哉？而是方所主，惟和营卫，非有发汗峻剂，必表之虚者用之。若《千金》以麻黄一味则是表之荣实者，小柴胡汤是表之里者用之，连翘赤小豆汤又是里之表者用之，利小便亦然。此条设大法之若是而已。

诸黄，猪膏发煎主之。

猪膏发煎方

猪膏半斤　乱发如鸡子大，三枚

上二味，和膏中煎之，发消药成，分再服，病从小便出。

论曰：此但曰诸黄无他证，将谓证有变态，不可悉数欤？按《肘后方》云：女劳疸，身目尽黄，发热恶寒，小腹满，小便难，以大热、大劳、交接，后入水所致者，用是汤治。又云：五疸身体四肢微肿，胸满，不得汗，汗出如黄柏汁，由大汗出，入水所致者，猪脂一味服。《伤寒类要》亦云：男子女人黄疸，食饮不消，胃中胀热，生黄衣，胃中有干屎使然，猪脂煎服，下乃愈。由是观之，此方乃治血燥者。何则？诸黄虽所感之邪与所受之脏不同，然至郁成湿热，则悉干于脾胃，故发土色之黄。胃之经阳明，更属乎肺金。金主燥，若湿深热胜，则金变燥涩皴揭。燥则血干，由是诸黄起于血燥者，其证可悉数乎？证固不可悉数，然由血燥者，皆得用之，故但曰诸黄而不言其他矣。然则何以知其为血燥耶？尝考之本草，猪肪膏者，利血脉，解风热，润肺燥，疗热毒，由是知之也。其五疸身肿不得汗者，非燥之在上者欤？胃中黄衣干屎，非燥之在中者欤？小腹满，小便难者，非燥之在下者欤？是故，三焦之燥皆以猪肪润之。然燥在下，小便难者，又必利之。乱发能消瘀血，开关格，利水道，况是血余，于血燥之小便难者，必以此为佐也。若夫前矾石硝石散，亦治膀胱小腹满之血病者，与此不同语。彼以除热去瘀，此以润燥，各异所用。矾石之性燥走血，岂可治血燥乎？此治血燥之轻剂也。若伤寒中太阳病身尽黄，脉沉结，小便自利，其人如狂者，血证谛也，抵当汤主之，乃重剂也。

黄疸病，茵陈五苓散主之。一本云：茵陈汤及五苓散并主之。

茵陈五苓散方

茵陈蒿末十分　五苓散五分，方见痰饮中

上二物和，先食饮方寸匕，日三服。

论曰：此亦但言黄疸，不言他证，乃与猪膏发煎对并出者也。彼以燥在血，此以燥在气。然则病得之汗出入水，何其成是燥乎？曰：湿热相纽而不解，则肺金治节之政不行，津液不布，即成燥也。燥郁之久，其湿热蒸为黄疸矣。不然，何以本草谓茵陈能除热结黄疸，小便不利，其热结与不利，非燥涩禁固而然欤？其燥有因湿郁而燥者，有因热胜而燥者。其因湿郁者则以茵陈五苓散治之，热胜者则以栀子柏皮汤治之。五苓散非惟利湿而已，亦且润燥也。如桂枝开腠理，致津液，通气，白术、茯苓之生津，皆润燥者也。虽然，古人尝论黄疸有湿黄，有热黄。湿黄者，色如熏黄；热黄者，色如橘色黄。更有阳黄、阴黄。阳黄者，大黄佐茵陈；阴黄者，以附子佐茵陈。而此用五苓散佐者，可见其为湿热郁成燥者矣。

黄疸，腹满，小便不利而赤，自汗出，此为表和里实，当下之，宜大黄硝石汤主之。

大黄硝石汤方

大黄　黄柏　硝石各四两　栀子十五枚

上四味，以水六升，煮取二升，去滓，纳硝，更煮取一升，顿服。

论曰：邪热内结，成腹满，自汗，大黄、硝石荡而去之。膀胱内热，致小便不利而赤，必黄柏、栀子凉以行之，此下黄疸重剂也。

黄疸病，小便色不^①变，欲自利，腹满而喘，不可除热，热除必哕，哕者，小半夏汤主之。方见痰饮中。

论曰：小便色小变，欲自利者，内有湿，饮积而热未盛也。脾太阴湿胜，土气不化则满，脾湿动肺则喘，有似痰饮之喘者，故不可除其热，热除则胃中反寒，寒气上逆为哕矣。半夏、生姜能散逆去湿，消痰止哕。此汤用在除热之后，非治未除热之前者也。

诸黄，腹痛而呕者，宜柴胡汤。必小柴胡汤，方见呕吐中。

论曰：邪正相击，在里则腹痛气逆，在上则呕，上犹表也，一故属半表半里，由是柴胡汤主之。柴胡、黄芩除里热，半夏散里逆，人参、甘草补正气缓中，生姜、大枣和荣卫，合表里，调阴阳也。虽然大法如此，又必如《伤寒》随证有加减者焉。柴胡汤不惟治是黄也，《伤寒论》中又将阳明中风，脉弦浮大而短气，腹满及胁下心痛，鼻干不得汗，嗜卧，一身面目悉黄，小便难，有潮热者，用小柴胡汤。

男子黄，小便自利，当与虚劳小建中汤。方见虚劳中。

论曰：自此而观，若非入内，凡杂病中虚，致脾胃不化，湿热蓄积而为黄，虽小便不利者，亦当仿此法，补泻兼施。男子黄者，必是男子入内，虚热所致者也。今病黄反见小便自利，为中下无实热，惟虚阳浮泛为黄耳，故与治虚劳之剂，补其正气，正气实则营卫阴阳和而黄愈。

---

① 不：原作"小"，据《金匮》改。

附　方

瓜蒂汤

治诸黄。方见暍病中。

论曰：古方多用此治黄，或作散服，或吹鼻，皆以取黄水为效。以此观之，是治水饮郁热在膈上者用之，何则？瓜蒂，吐剂也。《内经》曰：在上者，因而越之。仲景亦曰：湿家身上疼，面黄，纳药鼻中。亦是邪浅之故也。

《千金》麻黄醇酒汤

治黄疸。

麻黄三两

上一味，以美清酒五升，煮取二升半，顿服尽。冬月用酒，春月用水煮之。

论曰：此汤之治黄疸，犹瓜蒂也。瓜蒂治膈上，此治表实，为表有水寒之气，入于营血之间，闭而不得汗出，热不散，结而为黄，非麻黄不足以散其邪，非酒不足以行其势。在冬天气寒冷，两寒相搏，则可用酒也。然则《伤寒论》中有云：湿家之为病，一身尽痛，发热身色如熏黄者。注文谓：非客热，以湿邪在经，脾恶湿，湿伤则脾病而色见。此虽不出证，以药观之，殆亦此类欤。

惊悸吐衄下血胸满瘀血病脉证治第十六

脉证十二条　方五首

寸口脉动而弱，动即为惊，弱即为悸。

论曰：心者，君主之官，神明出焉。不劳其形，不役其心，则精气全而神明安其宅矣。苟有伤之，其气虚则脉动，动则心惊神惕；其精血虚则脉弱，弱则怔忡恐悸。盖惊自外物触入即动，故属阳，阳扰则脉动。悸自内思而生，故属阴，阴耗则脉弱。是病宜以和平之剂补其精气，镇其神灵，尤当处之以宁静也。

师曰：尺脉浮，目睛晕黄，衄未止；晕黄去，目睛慧了，知衄今止。

论曰：尺以候肾，肾属水，土克之，则土合相火，迫其阴血从膀胱而升，故脉浮也。肾之精上荣瞳子，膀胱之脉下颏中。今火土之邪入瞳子则目睛晕黄，至瞳子则至颏中而作衄，故晕黄退而血亦降，所以知衄止也。《明理论》云：肾主阴，血统属之。伤寒衄者，责邪在表，经络热盛，壅迫血出。杂病衄者，责在里热也。心主血，肝藏血，肺主气，开窍于鼻，血得热则散，随气上逆，从鼻中出则为衄。此条云尺浮，不云寸口浮，因知为肾虚血逆，非外邪也。

又曰：从春至夏衄者，太阳；从秋至冬衄者，阳明。

论曰：《内经》谓太阳为开，阳明为合。春夏气主发生，以开者应之，故邪之迫血亦从升发冲出。秋冬主收藏，以合者应之，故邪内郁极而后发出。然则于所主之时固也，衄为阳盛，独不言少阳，何哉？其太阳、阳明二经，皆上交颎中故也。

衄家不可汗，汗出必额上陷，脉紧急，直视不能眴，不得眠。

论曰：此证尝出《伤寒论》，而足太阳经主表，上巅入脑，从额贯目睛。然衄者已脱在上络脉之血，若更发汗，是重竭津液。津液竭则脉枯，故额上陷，脉紧急，牵引其目，直视不能眴。眴，合也。无血阴虚，故不得眠。然亦有当汗者，《伤寒论》云：脉浮紧，不发汗，因致衄者，宜麻黄汤。又，伤寒不大便六七日，头痛有热者，与小承气汤。其小便清者，知不在里，仍在表也，当须发汗。若头痛必衄，宜桂枝。成无己云：桂枝、麻黄汤非治衄也，即是发散经中邪气尔。若经云：太阳病，脉浮紧，发热身无汗，自衄者愈。是经中之邪随散，不待桂枝、麻黄汤发散之也，《明理论》云：衄者，若但头汗出，身无汗及汗出不至足者，死。

病人面无色，无寒热，脉沉弦者，衄；浮弱，手按之绝者，下血；烦咳者，必吐血。

论曰：面色者，血之华也，血充则华鲜。若有寒热，则以寒热损其血，致面无色也。今无寒热，则是上下去血而然矣。夫脉浮以候阳，沉以候阴。设脉止见沉弦，浮之绝无者，是无阳也，无阳因知血之上脱。脉止见浮弱，按之绝无者，是无阴也，无阴因知血之下脱。烦咳吐血者，心以血安其神，若心火扰乱则血涌神烦，上动于膈则咳，所涌之血因咳而上越吐出也。然则沉之无浮，浮之无沉，何便见血脱之病乎？以其外有面无色，脉有弦弱故也。衄血固脱乎阳，然阴血亦损，所以浮之亦弱。经曰：弱者血虚。且夫脉者，血之府，宜其脱血之处则无脉，损血之处则脉弦弱也。

夫吐血，咳逆上气，其脉数而有热，不得卧者，死。

论曰：此金水二脏不足故也。水不足则火独光，火独光则金伤。夫阴血之安养内外者，皆肾水主之也。今肾水虚则不能安静，被火迫逐而血溢出，血出则五脏内外之阳皆失其配。失配之阳，表家之狂阳也。有升无降，炎烁肺金，金受其害，为之咳逆上气。金水，子母也。子衰不能救母，母亦受害不能生子。二者之阴，有绝而无复。脉数身热，阳独胜也，不得卧，阴已绝也。阴绝阳独，不可生矣，故曰死。虽然，若得卧者，未可以死言也，何则？《内经》于少阴司天与阳明厥逆诸条，悉有喘咳身热呕吐血等证，未常言死，盖阴未绝也。

夫酒客咳者，必致吐血，此因极饮过度所致也。

论曰：酒性大热，饮之客而不散，则肝气不清，胃气不守，乱于胸中。中焦之血不布于经络，聚而汹涌①，因热射肺为咳，从其咳逆之气溢出也。此即《千金翼》所谓因伤胃吐血者是也。

寸口脉弦而大，弦则为减，大则为芤，减则为寒，芤则为虚，虚寒相击，此名曰革。妇人则半产漏下，男子则亡血失精②。

论曰：成无己谓：减为寒，寒者谓阳气少也；芤为虚，虚者谓阴血少也。所谓革者，言其既寒且虚，则气血故革③，不循

---

① 汹涌：原作"胸涌"，据中科院本及文意改。
② 失精：《金匮》无此二字。
③ 气血故革：中科院本作"气血乖革"，《二注》作"气虚血乖"。

常度。男子得之为真阳减而不能内固，故致亡血失精。女子得之为阴血虚而不能滋养，故致半产漏下。然而此条出第三卷妇人证中，有旋覆花汤。

亡血不可发其表，汗出即寒栗而振。

论曰：亡血则伤荣，不可发汗以伤卫，若汗则营卫两伤。营行脉中，营虚则经脉空而为之振动。卫温腠理，卫虚则腠理开而为之寒栗。

病人胸满，唇痿舌青，口燥，但欲漱水，不欲咽，无寒热，脉微大来迟，腹不满，其人言我满，为有瘀血。

论曰：是证之瘀血，何邪而致之耶？曰：《内经》谓：有所堕坠①恶血留内，腹中满胀，不得前后。又谓：大怒则血菀于上。以此而言，内外诸邪凡有与血相搏，积而不行者，即为瘀血也。唇者脾之外候，舌者心之官，又脾脉散舌下，胃脉环口旁，以心主血，脾养血，血积则津液亦不布，是以唇痿舌青口燥。但欲漱水以润其燥，内无热渴，故不欲咽也。脉本是大为热，迟为寒，今无寒热之病，其微大者，乃气并于上，故为胸满也。迟者为血积膈下也，积在阴经之隧道，不似气积于阳之肓膜。然阳道显，阴道隐，气在肓膜者，则壅胀显于外。今以血积隧道，惟闭塞而已，故腹不满，因其闭塞则自觉其满，所以知瘀血使然也。

病者如热状，烦满，口干燥而渴，其脉反无热，此为阴伏，是瘀血也，当下之。

论曰：血，阴也，配于阳，是故气得之以和，神得之以安，咽口得之以润，经脉得之以行。身形之中，不可斯须离其血也。

---

① 有所堕坠：原作"有堕恐"，据《素问·缪刺论》改。

今由血积，神无以养则烦，气无以和则满，口无以润则燥，肠胃无以泽则渴①。是皆阳失所配，营卫不布，津液不化而为是证也，非阳之自强而生热者，故曰如热状。

火邪者，桂枝去芍药加蜀漆牡蛎龙骨救逆汤主之。

桂枝救逆汤方

桂枝三两，去皮　甘草二两，炙　生姜三两　牡蛎五两，熬　龙骨四两　大枣十二枚　蜀漆三两②，洗去腥

上为末，以水一斗二升，先煮蜀漆，减二升，纳诸药，煮取三升，去滓，温服一升。

论曰：此但言火邪，不言何证，考之即所谓伤寒证，脉浮，医以火迫劫之，亡阳，必惊狂，起卧不安者。集方独为惊狂摘出，类此条下，故不具其因。成无己尝注是方曰：汗者心之液，亡阳则心气虚，心恶热，火邪内迫则心神浮越，故惊狂，起卧不安。与桂枝汤解未尽表邪，芍药益阴，非亡阳所宜，故去之。火邪错逆，加蜀漆之辛以散之。阳气亡脱，加龙骨、牡蛎之涩以固之。

心下悸者，半夏麻黄丸主之。

半夏麻黄丸方

半夏　麻黄等分

上二味，末之，炼蜜和③丸小豆大，饮服三丸，日三服。

论曰：《明理论》云：悸者，心中惕惕然动，怔忡忪忪而不

---

① 渴：原作"竭"，据中科院本及文意改。
② 三两：原作"二两"，据《金匮》改。
③ 和：原脱，据《金匮》补。

自安。悸有二^①种，伤寒有正气虚而悸者，有水停而悸者，又有汗下后，正虚邪击而悸者。病邪不同，治法亦殊。然正气虚者，小建中汤、四逆散加桂是也。饮水多而停饮者，心为火而恶水，不自安为悸也。汗下后正气内虚，邪气交击而令悸者，与气虚而悸者又甚焉，治宜镇固，或化散之，皆须定其气浮也。其论如此，及观《原病式》则又谓是证皆属水衰热旺，风火燥动于胸中，谓之怔忡也。若惊悸亦以火暴制金，不能平木，风火相搏而然。由是而言，心悸之证则一也。欲究心悸之邪，则非一言而可尽也。形寒饮冷得之，夫心主脉，其寒伤营，营伤则脉不利，饮冷则水停，水停则中气不宣，脉不利，气不宣，由是心火郁而鼓动，故用麻黄以散营中寒，半夏以散心下水耳。首论以脉弱为悸，而此用是汤治者，其脉必不弱，非弦即紧，岂脉弱心气不足者，犹得用此药乎？

吐血不止者^②，柏叶汤主之。

柏叶汤方

柏叶　干姜各三两　艾三把

上三味，以水五升，取马通汁一升，合煮，取一升，分温再服。

论曰：夫水者，遇寒则沉潜于地中，遇风则波涛汹涌起于平陆。人身之血，与水无异也。而血得寒之和者，则居经脉，内养五脏；得寒之凛冽者则凝而不流，积而不散。得温之和者则运行经脉，外充九窍；得热之甚者风自火狂，则波涛涌起。由是观之，岂不以吐衄血者，风火使然也，何乃此方又用温热之药而

---

①二：疑作"三"，因下文"悸"有三种。
②者：原脱，据《金匮》补。

治耶？用之必有其故。盖为水出于地，久久则地中寒，寒则生逆，是必治其久不止。身热血虚，脉弦细芤迟，及与相火之出于肾中，法从反治之者可也。若脉数大有力，风火胜者，决不可用矣。柏叶禀西方金气，其味温，故可制肝木之逆，使血有所藏也。艾叶之温，人内而不炎，可使反火归阴，宿藏于地下。所用二叶，本草俱云其止吐血也。马者，午也，阴生于午，屎又属午，阴之降者，血生于心，心亦午也。用马通以降血逆为使，尤为相宜。以三味药观之，不惟治吐血不止，而下血者亦可治之。

下血，先便后血，此远血也，黄土汤主之。

黄土汤方亦止吐血、衄血

甘草　干地黄　白术　附子炮　阿胶　黄芩各三两　灶中黄土半斤

上七味，以水八升，煮取三升，分温二服。

论曰：肠胃者，阳明经也。阳明主合，气本收降，于是前哲谓血上者为逆，下者为顺。以下血者言之，胃居大肠之上，若血聚于胃，必先便后血，去肛门远，故曰远血。若血聚大肠，近于肛门，故曰近血。虽肠胃同为一经，然胃乃属土，所主受纳转输，大肠为属金，所主传送。而土则喜温恶湿，金则喜寒恶热，二者非惟远近之殊，其喜恶亦异，故药亦异。治远血者，黄土汤主之。然则血聚于胃者，何哉？盖血从中焦所化，上行为营，以配于卫。其营卫之流通变化，实胃土所资也。胃与脾为表里，胃虚则不能行气于三阳，脾虚则不能行精于三阴。气日以衰，脉道不利，或痹而不通，其血悉皆中积，随其所逆而出，或呕或吐，或衄或下泄也。若欲崇土以求类，莫如黄土。黄者，土之正色，更以火烧之，火乃土之母，其土得母燥而不湿，血就温化，则所积者消，所溢者止。阿胶益血，以牛是土畜，亦取物类。地黄补血，取其象类。甘草、白术养血补胃和中，取其味类然。甘草者缓附子之热，使不僭上。余观是方之药，不惟治远血而已，亦可治久吐血。胃虚脉细迟者，增减用之。黄芩之寒不使速降，胃之阳不化者，非附子之善走不能通诸经脉，散积血也。脾之阴不理者，非黄芩之苦不能坚其阴，以固其血之走也。其黄芩又将以制附子、黄土之热，不令其过，故以二药为使。

下血，先血后便，此近血也，赤小豆当归散主之。方见狐惑中。

论曰：此出大肠，故先血后便，以湿热之毒蕴结，其血不入于经，渗于肠中而下。赤小豆[①]能行水湿，解热毒，《梅师方》《必效方》皆用此一味以治下血。况是方更有当归者，破宿血，养新血。以名义观之，血当有所归则不妄行也。

心气不足，吐血、衄血，泻心汤主之。

泻心汤方 亦治霍乱

大黄二两　黄连　黄芩各一两

上三味，以水三升，煮取一升，顿服之。

论曰：心者属火，主血。若心气不足者，多非心火之不足，是真阴之不足也。真阴不足，则火热盛而心莫能养其血，血遂从热溢为吐衄。大黄、黄芩，本草皆以其治血闭，治其吐衄者用之。而伤寒家以泻心汤之苦寒，泻心下虚热。由是观之，则此证之用是汤非直止其血也，以血由心热而溢，泻其心之热而血自安矣。如麻黄、桂枝汤之治衄，衄为寒邪郁其经脉化热，热迫成

---

①　赤小豆：后原衍"当归者"，据《二注》及文意删。

衄，故散寒邪。寒邪散则热解，热解则血不被迫而自安矣。此用泻心汤者，正其义也。若《简要济众方》用大黄治衄，更有生地黄汁，则是治热凉血，亦泻心汤类也。

呕吐哕下利病^①脉证治第十七

论一首　脉证二十七条　方二十三首

夫呕家有痈脓，不可治呕，脓尽自愈。

论曰：按上卷肺痈证，必先咳而久久吐脓如米粥，桔梗汤、桔梗白散皆主之。而此虽不言痈之所在，而曰呕脓，知其非肺痈明矣。按《内经》有曰：热聚于胃口而不行，胃脘为痈。此将是胃脘之痈欤？何则？胃脘属阳明经，阳明气逆则呕，故脓不自咳出，从呕而出，其脓亦不似肺痈之如米粥者。若出胃脘，则必不然，从湿化而聚结成脓，当如结痰蛤肉者。谓不可治，以不必治其呕，呕自脓之瘀浊熏蒸其谷气，故呕，若脓去则呕自愈。夫痈之在胃脘上口者则然，若过乎中，其气在膈之下者，脓则不从呕出，而从大便去矣。

先呕却渴者，此为欲解；先渴却呕者，为水停心下，此属饮家；呕家本渴，今反不渴者，以心下有支饮故也，此属支饮。

论曰：伤寒言呕者，多有其因，因热因寒，因水因饮，皆属胃病。而此独以水饮者分三节言之，初一段先呕却渴者，为饮而呕，呕则饮去，饮去则阳气回，津液犹未布，故渴耳。虽渴，终以邪去正返而必解也。第二段先渴却呕者，即前痰饮条中小半夏

---

① 病：原脱，据《金匮》补。

茯苓汤主之。第三段本渴今反不渴，亦痰饮条中小半夏汤主之是也。

问曰：病人脉数，数为热，当消谷引食，而反吐者，何也？师曰：以发其汗，令阳微，膈气虚，脉乃数，数为客热，不能消谷，胃中虚冷故也。

脉弦者，虚也，胃气无余，朝食暮吐，变为胃反。寒在于上，医反下之，今脉反弦，故名曰虚。

论曰：凡脉以候病，阳盛则数，阴盛则迟。今言其阳微而脉乃数，脉数而复胃中冷，理之安在？切尝究之，脉病不可以概论也。此之数，由药之遗热而客之，胃中冷，由阳气不足而致之。何则？中焦者，阴阳之界，而汗剂必用辛温发散之，不当汗而强汗，损其上脘阳分之阳，致令阳微，膈气虚。药之遗热从阳分而变，遂成脉数，故曰客热，非阳盛也。虽有客热，胃中之元阳却不足，故曰胃中虚冷也。医不达中脘之上阳不足，反欲攻其客热，以寒剂泻其无过，复损下脘阴分之阳，遂有从阴之变，脉反弦也，所以上下之阳俱不足。上之阳不足，虽当日中已前，食之于行阳之时，亦不能运化消磨，堆积之而已。下之阳不足，虽当日暮行阴之际，阳亦不能入于下，则糟粕不输大小肠，不输大小肠，则不安于中，必吐出而后已，故曰胃气无余，朝食而暮吐也。

寸口脉微而数，微则无气，无气则营虚，营虚则血不足，血不足则胸中冷。

论曰：此条叙脉不叙证，何也？上条以脉数为客热，此独言气血虚，又何也？亦尝思之。凡论病脉，不可以一律定，此承上条而言者也。上条以汗下之过，而致其病脉之若是，此条以上焦荣卫之不逮，亦致反胃之证，故不复叙，惟出其脉耳。脉阴阳之本象，阳脉动而健，阴脉静而翕，二者合和，不刚不柔，不疾不徐。今微而数，微乃失其阳之象，数乃失其阴之体，奚止客热而已矣。胸中者，营卫之海，营卫虚，不充于胸中，故胸中冷矣。夫营卫之气，出入脏腑，健运周身，本生于谷，复消磨其谷，于是营卫非谷不充，谷非营卫不化，所以胸中冷者，亦必致其胃之不能纳谷也。王冰注《内经》亦曰：食入反出，是无火也。虽然谓之冷，当以正气不足论之。正气者，阴阳之精，非寒非热，冲和纯粹，不宜以此之冷与寒邪同治。若以热治寒，不唯反助其客热，且复耗其阳，损其阴矣。所谓客热者，不独如上条药之所遗，若五脏厥阳之火，乘克于中土者，皆足以客之，况是多得于七情郁发之所致欤？夫膏粱之变，皆足以成其客热，岂可复投之以热乎？吁！世人治是病，非丁、附则姜、桂，孰知正气为何如者哉？

跌阳脉浮而涩，浮则为虚，涩则伤脾，脾伤则不磨，朝食暮吐，暮食朝吐，宿谷不化，名曰胃反。脉紧而涩，其病难治。

论曰：跌阳者，胃脉之所过，故候胃脉必于是焉。脾与胃以膜相连，皆属于土。土有阴阳，胃为阳土，脾为阴土。阳主气，阴主血，阳主动而阴主静。今反以脾主阴血而静者，为之动磨水谷，何哉？此阴阳互为体用使之然也。阴阳交，则体用行，是故阳参乎阴则阴者能动而不为凝结，阴参乎阳，则阳者能固而不为飞越，于是脾动则脉不涩，胃固则脉不浮。若脉浮是胃气虚而谷不得腐熟，脉涩是脾血伤而谷不得消磨，所以在朝当阳时食入者，至暮行阴时则反出，阴时食入者，至阳时亦出，以其两虚不相参合，故莫得转输下入大小肠也。若脉紧涩难治者，刘河间谓趺阳脉紧难治，内燥盛而湿气衰故也。况此更有涩脉，尤是难也。抑尝闻之师曰：反胃脉涩，此为血亡，其病难治。胃之上脘亡血，则并膈间皆干涩不利，食不得入；下脘亡血，则并大小肠皆枯，而糟粕不下，食虽入，必反出也。

病人欲吐者，不可下之。

论曰：欲吐者，以其邪在阳也，若下之，不惟逆治其阳，又反伤其无过之阴，岂独如上条变胃反而已，其为害有不可胜言者矣。

哕而胸满，视其前后，知何部不利，利之即愈。

论曰：是证出《伤寒》厥阴中，注曰：哕而腹满，气上而不下，利之以降其气。《明理论》又谓：是证因热气拥郁，阳气不得通以成之也。及引《伤寒论》哕证数条，或吐汗下，或饮水所过，有热有寒，大抵皆是胃虚成哕，则杂病在五脏胜克之邪，及饮食七情，必皆脾胃居中焦，受水谷，化营卫，在伤寒既能致其胃虚成哕，何以见其然乎？《内经》曰：胃为气，逆为哕。王注云：肾为胃之关，关闭不利则气逆。以五邪言之，木邪在下，乘间上逆而克土，是以虚之者。《内经》又曰：脾虚则腹满。更云：脾脏形有余则腹胀。经曰：溲不利，盖脾胃之病状如此，初不言其何邪也。由是可见，凡外之六淫，内之五邪，皆足以致其虚实而成是证也。

呕而腹^①满者，茱萸汤主之。

茱萸汤方

吴茱萸一升　人参三两　生姜六两　大枣十二枚

---

①腹：《金匮》作"胸"。

上四味，以水五升，煮取三升，温服七合，日三服。

论曰：《伤寒论》尝以是方治食谷欲呕，属阳明证。今又用是方，岂非同是中焦久寒故也。为茱萸能治内寒降逆，人参补中益阳，大枣缓脾，生姜发胃气，且又散逆止呕。逆气降，胃之阳行，则腹满消矣。然则此方所治中焦何者之寒欤？当是脾脏阴盛逆胃，与夫肾肝下焦之寒，上逆于中焦而致中焦寒者，即用是方也。若不干中焦，其脏自久寒者，则以是脏之药佐之。如厥阴手足厥冷，脉细欲绝，内有久寒者，于当归四逆汤加茱萸、生姜是也。

干呕，吐涎沫，头痛者，茱萸汤主之。方见上。

论曰：此证亦出《伤寒论》厥阴证中。成无己注：干呕，吐涎沫者，里寒是也；头痛者，寒气上攻也。用是温里散寒。由是观之，与上条呕而腹满者病异而药同，何也？盖同是厥阴伤于土，故同其药也。

呕而肠鸣，心下痞者，半夏泻心汤主之。

半夏泻心汤方

半夏半升，洗　黄芩　干姜　人参各三两　黄连一两　大枣十二枚
甘草三两，炙

上七味，以水一斗，煮取六升，去滓再煮，取三升，温服一升，日三服。

论曰：考之《伤寒论》，如呕而心下痞者，有属半表半里，有属里。半表半里者，则以半夏泻心汤治；属里者，则以十枣汤、大柴胡汤治。心下痞，腹中鸣者，因有水气不利，则以生姜泻心汤治。有下利谷不化，则以甘草泻心汤治。如泻心汤之治痞，恶寒汗出者用附子，关上脉浮者用大黄。且如心下痞，又不

独遽以泻心汤治，或用解表，或用和里，或利或吐，或调虚气，随所攸利而施治。以今观之，是证由阴阳不分，塞而不通，留结心下为痞。于是胃中空虚，客气上逆为呕，下走为肠鸣，故用是汤分阴分阳，水升火降，而留者斯散，虚者斯实。成无己注是方之君臣主治谓：连、芩之苦寒，入心以降阳而升阴也；半夏、干姜之辛热，以走气而分阴行阳也；甘草、参、枣之甘温以补中，交阴阳而通上下也。

干呕而利者，黄芩加半夏生姜汤主之。

黄芩加半夏生姜汤方

黄芩三两　甘草二两，炙　芍药二两　半夏半升　生姜三两　大枣十二枚

上六味，以水一斗，煮取三升，去滓，温服一升，日再，夜一服。

论曰：按《伤寒论》太阳与少阳合病，自下利，若呕，有黄芩加半夏生姜汤主之。成无己释之曰：太阳阳明合病，自下利为在表，与葛根汤发汗。阳明少阳合病，自下利为在里，可与承气汤下之。太阳少阳合病，为在半表半里，则以是汤和解之。及论方药主治，则曰：黄芩之苦，芍药之酸，以坚敛肠胃之气。甘草、大枣之甘，以补固肠胃之弱。半夏、生姜以散逆气。由是而观，此证将亦自《伤寒论》中摘出者耳。虽然，《伤寒》有是证，今摘其要集于此，盖抑与杂病亦在二经合病者而然钦？

诸呕吐，谷不得下者，小半夏汤主之方。见痰饮中。

论曰：夫呕吐谷不得入者，有寒有热，不可概论也。其属热者，王冰所谓谷不得入，是有火也。此则非寒非热，由中焦停饮，气结而逆故尔，其用小半夏汤，益可见矣。

呕吐而病在膈上，后思水者解，急与之。思水者，猪苓散主之。

猪苓散方

猪苓　茯苓　白术各等分

上三味，杵为散，饮^①服方寸匕，日三服。

论曰：按《伤寒论》太阳病，发汗后胃中干，欲得饮水者，少少与之，令胃中和则愈。若小便不利，微热消渴者，五苓散主之。又阳明病下后，脉浮发热，渴^②欲饮水，小便不利者，猪苓汤主之。汗出多而渴者，不可与猪苓汤，以汗多胃中燥，猪苓汤复利其小便故也。自今观之，呕吐者，犹汗之走津液也，膈上亦犹表病也，何其药之不同如此？盖彼二方以邪热内连下焦，成小便不利，故皆用泽泻与滑石、阿胶利小便为要。此正在膈上，非真在表，故不用桂枝；不及下焦，故不用泽泻、滑石、阿胶。是以摘其猪苓之体轻，茯苓之味淡，从其膈上肺部渗其所积之饮，及防水入腹停，白术和中益津，其三味足以使其水精四布，去故就新，奚必味多，但用之于当而已。

呕而脉弱，小便复利，身有微热，见厥者，难治，四逆汤主之。

四逆汤方

附子一枚，生用　干姜一两半　甘草二两，炙

上三味，以水三^③升，煮取一升二合，去滓，分温再服。强人可大附子一枚、姜三两。

---

① 饮：原脱，据《金匮》补。
② 渴：原脱，据《伤寒论·辨阳明病脉证并治》补。
③ 三：原作"二"，据《金匮》改。

论曰：谷入于胃，长气于阳，脉道乃行。今胃不安于谷，以成其呕，呕则因谷气不资于脉，故脉弱，弱则阳气虚，不能充于内外。下焦虚则小便冷，自利。上焦虚则下气冲上，冲上则迫其残阳于表为微热，下不接于经脉成寒厥。夫阳者，一身之主，内外三焦虚寒如此，诚难治矣。然苟或尚有可回之意，必以四逆汤回阳却阴也。其主治之法，《明理论》详矣，斯不复赘。

呕而发热者，小柴胡汤主之。

小柴胡汤方

柴胡半斤　黄芩三两　人参三两　甘草三两　半夏半斤　生姜三两
大枣十二枚

上七味，以水一斗二升，煮取六升，去滓再煎，取三升，温服一升，日三服。

论曰：按《伤寒论》尝出太阳证中，又出厥阴证。小柴胡汤，本少阳半表半里药也，何为太阳、厥阴亦治之？盖太阳传里而未尽入里，厥阴受传而未尽受，而以二者皆在半表半里之间，故呕而发热之病同，所以方亦同治也。自此而言，病之半表半里，独伤寒而有哉？呕①而杂病，必亦有之，故更集《要略》者以此欤。

胃反呕吐者，大半夏汤主之。《千金》：治胃反不受食，食入即吐。《外台》云：治呕心下痞硬者。

大半夏汤方

半夏二升，洗完用　人参三两　白蜜一升

上三味，以水一斗二升，和蜜扬之，二百四十遍，煮取二升

---

① 呕：前原衍"独"字，于文意不通，据中科院本删。

半，温服一升，余分再服。

论曰：胃反呕吐为脾胃积饮，用半夏以燥之，人参以补之，固然矣。蜜者，性滞滋湿，其用之何哉？且本草亦谓能和食饮不下，由是思之，注曰：《千金》云治反胃不受食，食入即吐，盖可见矣。何则？太阴湿土，与阳明燥金为合，腑脏不和则湿自内聚，为痰为饮，燥自外合，为胃脘痛，玄府干涸，所以胃之上脘燥，故食难入，虽入亦不得下中脘而即出。所以并用是方治，殆可见此条之病源矣。半夏者，解湿饮之聚结，分阴行阳，散呕吐之逆气。人参补中，和阴阳。蜜以润胃燥。扬之水者，《内经》云：治上补下，制之以缓。水惟走下，故扬以缓之。佐蜜以润其上脘之燥也。

食已即吐者，大黄甘草汤主之。《外台》方，又治吐水。

大黄甘草汤方

大黄_{四两}　甘草_{一两}

上二味，以水三升，煮取一升，分温再服。

论曰：食入于胃，长气于阳。胃素有热，食复入之，两热相冲，不得停留，故即出。王冰亦曰：食不得入，是有火也。用大黄以下火热，甘草以和胃耳。

胃反，吐而渴，欲饮水者，茯苓泽泻汤主之。《外台》云：治消渴脉绝，胃反吐[①]食方，有小麦一升。

茯苓泽泻汤方

茯苓_{半斤}　泽泻_{四两}　甘草_{二两}　桂枝_{二两}　白术_{三两}　生姜_{四两}

上六味，以水一斗，煮取三升，纳泽泻，再煮取二升半，温

---

① 吐：原作"呕"，据《金匮》改。

服八合，日三服。

论曰：胃反吐则津液竭而渴也，欲饮水以润之，且无小便不利，而亦以泽泻利之，何哉？《内经》曰：水入于胃，上输于肺，通调水道，下输膀胱，水精四布，五经并行。自《外台》云脉绝者观之，此证水虽入而不散于脉，故脉之阴体绝矣。其泽泻者，不惟利膀胱之溺，亦能引姜、桂之辛入膀胱，行布水精于五经。是故凡渴欲饮者，多用行水之剂，岂独防其水停而已哉，正欲行水布散经脉，滋润表里，解其燥郁尔。况是方茯苓之淡行其上，泽泻之咸行其下，白术、甘草之甘布其中，桂枝、生姜之辛开其道，通其气，导其精液散而四布而和营卫者也。

吐后，渴欲得水而贪饮者，文蛤汤主之。兼主微风，脉紧，头痛。

文蛤汤方

文蛤五两　麻黄　甘草　生姜各三两　　石膏五两　杏仁五十枚
大枣十二枚

上七味，以水六升，煮取二升，温服一升，汗出即①愈。

论曰：按是方即大青龙汤无桂枝，多文蛤。大青龙主发散风寒两感，今是证初不言得之外邪，而用其取汗，何哉？切尝思之，仲景当时外感更有表证，后摘集于此，未可知也。虽然，在杂病亦或有可言者。天气、人气、饮食之气，三者分之虽殊，然合之于一，未尝不尽归风寒湿热燥火之气化。自其是汤用文蛤主治，以散食饮水邪之过者言之，可见麻黄、杏仁等剂，皆是佐者。何则？先因胃热而吐，吐竭其液，遂渴。欲水以解其热，止

---

① 即：原脱，据《金匮》补。

其渴，所以过饮之水寒，内应膀胱，故足太阳得之。而腠理过于表，过饮伤肺，肺伤而外郁不解，而水不散，是用文蛤散水，佐麻黄、杏仁以开其腠理利气，甘草、姜、枣以发营卫，石膏以解肌表内外之郁热，表开热散则汗矣。其用文蛤为主，取其散水益肾。所谓微风，所谓脉紧头痛者，谓肾，水脏也，水气泛溢，从风热，循膀胱上入于巅，覆其清阳而为头痛，故治肾水之溢上，如饮水之外溢，同是法故也。

干呕，吐逆，吐涎沫，半夏干姜散主之。

半夏干姜散方

半夏　干姜等分

上二味，杵为散，取方寸匕，浆水一升半，煎取七合，顿服之。

论曰：干呕吐涎沫者，内由寒邪逆客脾肺。寒主收引，津液不布，遂聚为涎沫。故用半夏、干姜之辛热，散寒理逆，温中燥湿。浆水之酸，收而行之，以下其逆也。

病人胸中似喘不喘，似呕不呕，似哕不哕，彻心中愦愦①然无奈者，生姜半夏汤主之。

生姜半夏汤方

生姜汁一升　半夏半升

上二味，以水三升，煮半夏，取二升，纳生姜汁，煮取一升半，少冷，分四服，日三夜一服。止，停后服。

论曰：夫阳受气于胸中，布息为呼吸。其胸中心肺之分，清气之道也，不宜阴邪闭之。邪闭之，则阻其布息呼吸往来之气，

---

① 愦（kuì 溃）愦：烦乱。

或促或搏或逆之，则若哕。心，舍神者也，聚饮停痰则灵机不宁，故彻心愦愦然无奈。是所用半夏之辛温燥其湿饮，生姜之辛热以散寒折逆，则阳得以布，气得以调而病愈矣。

干呕，哕，若手足厥者，橘皮汤主之。

橘皮汤方

橘皮四两　生姜半斤

上二味，以水七升，煮取三升，温服一升，下咽即愈。

论曰：成无己谓：干呕是寒，哕为胃虚冷逆。由是而言，此证正属之也。以胃感寒邪，郁其阳气不布，内阻呼吸之息，以作呕哕，外不顺接四肢，以成厥冷。故用陈皮理气解郁，生姜散寒下逆，而阳气得布则病愈。

哕逆者，橘皮竹茹汤主之。

橘皮竹茹汤方

橘皮二升　竹茹二升　大枣三十枚　生姜半斤　甘草五两　人参一两

上六味，以水一斗，煮取三升，温服一升，日三服。

论曰：中焦者，脾胃土也，土虚则在下之木往以乘之，谷气因之不宣，变为哕逆。是以用橘皮理其中气而升降之，人参、甘草以补土之不足，生姜、大枣宣发谷气，更散其逆，竹茹者性凉，得金气之正，用之以除胆木之风热耳。

夫六腑气绝于外者，手足寒，上气，脚缩；五脏气绝于内者，下利不禁，甚者手足不仁。

论曰：六腑主表，阳也；五脏主里，阴也。阳为卫，阴为营。若六腑绝，卫先不行于外，不行于外则先离经脉，经脉起于手足，故手足寒。阳主升，在息为呼，外绝则气上出，上出而不返则下绝，下绝则寒，寒则筋急，故脚蜷缩。五脏绝，营先不行于内，内不行则阴气去，大便属阴，故下利不禁，甚则血离于外，故手足不仁。

下利，脉沉弦者，下重；脉大者，为未止；脉微弱数者，为欲自止，虽发热不死。

论曰：按仲景《伤寒论》在厥阴证中，注曰：沉为在里，弦为拘急，里气不足，主下重。脉大则病进。此利未止，脉微弱数者，邪气微而阳气复，为欲自止。虽发热，正由阳胜，非大逆也。注文如此，然而弱阴不敌所回之阳，发热甚者，亦难治之，但不死而已，恐亦不宜大热。《内经》曰：下利发热者死。虽然，不惟厥阴若是，其少阴下利亦然。《伤寒论》谓：脉紧下利，脉暴微，紧反去，手足温，利自愈。又谓：下利，手足不逆冷，反发热者，不死。是皆谓阴寒下利者而然也，非滞下之利，滞下则多热，若更发热者难治。

下利，手足厥冷，无脉者，灸之不温，若脉不还，反微喘者，死。少阴负趺阳者，为顺也。

论曰：手足，诸阳之本，十二经脉之所起也。脉者，血之府，气主煦之，血主润之，则是气司脉之动息，血充脉之形体也。血不能自至，必气以将之，气即阳也，火也。若阴寒之气盛，则阳火之气衰，不能布散流通于经脉，津液亦不行，聚而下利，所以脉无，手足冷矣。若残阳尚有根于中，未竭于脏者，则以艾灸接引孤阳之火，布散经脉，手足但温则生。设其阳已绝于脏，止存呼吸之息，用艾灸之则无根之阳反从艾火上炎，奔逆为喘而脱矣，故死。趺阳胃脉，土也；少阴肾脉，水也。负者，克也。若以少阴受负于趺阳，是土犹足以制水，阳庶乎可回也。胃胜，脉可生也。仲景尝谓：下利脉不出属少阴者，灸少阴。此虽不言所灸之处，然系厥阴证中，必当灸厥阴之荣也。

下利有微热而渴，脉弱者，今自愈。

论曰：此证亦在《伤寒》厥阴证中。以上条下利发热观之，若同而异。彼以脉弱数为阳复而阳胜，惟言不死耳。此脉独弱，乃是阴退阳复，在表作微热，在里作渴，终不与热甚更胜者同，故曰自愈。虽然，治病在乎审察毫厘，不惟热有微甚，渴亦不可一途论也。如少阴病，伤寒五六日，自利而渴，其小便白者，则以其渴不谓之热，而谓肾虚引水自救。由是言之，病之变化一言而可穷乎？

下利，脉数，有微热，汗出，今自愈；设脉紧，为未解。

论曰：此亦尝出《伤寒》厥阴证中，注文谓：下利，阴病也；脉数，阳脉也。阴病见阳脉者生，微热汗出，阳气得通也。虽然，本经亦自有阴阳退复之义，何则？《内经》曰：厥阴之下，中见少阳。故厥阴者，两阴交尽而阳乃复生。于是阴者是其本，阳者是其标，从本则寒，从标则热。所以治厥阴不从标本，从乎中治。李东垣云：不偏不倚之中也。是故，此之下利者，是其本之阴寒通也。其脉数微热汗出，是其标之阳火复也。复则其内之阴邪从而之表，发热汗出而散，散则标本和，其病不治自愈。设脉紧，为寒犹胜，故未解。

下利，脉数而渴者，今自愈；设不瘥，必清脓血，以有热故也。

论曰：仲景于少阴证中，下利便脓血者悉属虚寒，以桃花汤主之，或留聚者削之，而独此厥阴清脓血为热，何哉？盖为脉数而渴，故言有热也。由是观之，少阴以桃花汤主者，脉必不数也。仲景以脉辨寒热，设脉数，岂复以是汤治之？若夫此证亦非先有其热，初因阴胜而后阳复胜之故也。何以知之？谓脉数而渴，今自愈，于此可见，夫阳复而可退其阴寒也。反不瘥，则是阳复之过，更胜其阴，遂阳热而清脓血也。非若上条微热而渴脉弱者，脉弱则热不甚，不甚则不能更胜，惟与阴和而已。此之脉数，下利又不止，故成协热也。

下利，脉反弦，发热身汗者，自愈。

论曰：此脉初不弦，后乃弦，故曰脉反弦。弦者，必轻虚，春脉之弦也，以见少阳之气升发矣。其阳气久为阴寒所覆，下陷聚液成利，一旦得回，行升发之政，其阴邪从而之表，发热汗出而散，故利自愈。与上条脉数微热汗出者脉不同，其自表而解之义则同也。

下利气者，当利其小便。

论曰：下利气者，气与利俱下也。由气不化以致水谷不分，并于下焦而成利。然前阴通则阳气行，气行则水谷分而利止矣。

下利，寸脉反浮数，尺中自涩者，必清脓血。

论曰：此证亦出《伤寒论》厥阴证。寸以候阳，尺以候阴。阳为气，阴为血。夫下利本属阴寒之病，脉当沉迟。而今寸反浮数，则是阳盛者上而不下，不与阴和。阴，血也。血不得气和则不归于经，不藏于肝，而散入肠胃，故见尺中之脉涩，所以其血积。清，厕也，因用利而出之。

下利清谷，不可攻其表，汗出必胀满。

论曰：成无己谓此下利者，属胃虚也。胃为津液之府，发汗亡其液，故胃愈虚，必胀满，固然也。何仲景不叙于阳明、太阴证中，而叙于厥阴，岂无说焉？清谷非飧泄欤？《内经》曰：清气在下，则生飧泄。清阳之气即苍天之气，自肝木^①而出，少阳之生气也。其气当升发于上，若反入于下，则谷气之升转者皆不得举矣，故食入即完出。清阳陷下，即少阳伏于厥阴之中。今不从厥阴起其少阳，乃反攻无过之表，强发胃中谷气之津液，故虚其胃而作胀满也。

下利，脉沉而迟，其人面少赤，身有微热，下利清谷者，必郁冒，汗出而解。病人必微热，所以然者，其面戴阳，下虚故也。

论曰：成无已注曰：下利清谷，脉沉而迟，里有寒也。面少赤，身有微热，表未解也。病人以下虚微厥，表邪欲解。临汗之时，以里先虚，必郁冒，然后汗出而解。注义若此。以予观之，仲景叙六经形证，未尝必由表而入里，岂可便以身微热为表邪未解者乎？宁知不因邪入厥阴也？厥阴气化为里寒，格阳于外而然。即里寒，则下利清谷，必微厥。阳格于外，则身微热。阳格于上则面少赤，故曰面戴阳而下虚。下虚者，为下无其阳也。然阳欲复，必深入与阴争，争而其阴虽不得拒格，然犹且散走发其阳，而阳未得宣通，拂然神昏，故为郁冒。郁冒则热，然后阳胜而阴出为汗矣。所以更集于杂病要略者，亦必以此而然欤。

下利后，脉绝，手足厥冷，晬时^②脉还，手足温者生，脉不还者死。

论曰：此亦在《伤寒》厥阴证中。夫脉者，气血之候，下利脉绝，不惟脉绝无其阳，而亦且无其阴。阳气既已破散，阴血岂不消亡乎？夫气血者，养神者也，息其气血则亡其神。脉之绝，

---

① 木：原作"末"，据中科院本及《二注》改。
② 晬（zuì 最）时：即一周时，指一天的某一时辰至次日的同一时辰。

晬时能复还，手足温，此可见气血未之暂息耳，故生；脉不还则亡矣，故死。所谓生者，非不治自生，然须救其血气，止其利可也。如前条无脉而厥灸之者，亦是治之而生。又《伤寒》少阴下利清谷，手足厥逆，脉微欲绝者，以通脉四逆治，利止脉不出，加人参补亡血。由是观之，虽病有二经之异，然厥与无脉则一。设此证利止，手足温，脉虽不还，亦可治也。

下利，腹胀满，身体疼痛者，先温其里，乃攻其表。温里宜四逆汤，攻表宜桂枝汤。

四逆汤方 见上

桂枝汤方

桂枝 去皮　芍药　生姜 各三两　甘草 二两，炙　大枣 十二枚

上五味，吹咀，以水七升，微火煮取三升，去滓，适寒温服一升。服已，须臾啜稀粥一升，以助药力，温覆令一时许，遍身漐漐微似有汗者益佳，不可令如水淋漓。若一服汗出病瘥，停后服。

论曰：出证亦出《伤寒》厥阴证中。盖内有虚寒，故下利，腹胀满。表邪未解，故身体疼痛。于是以下利为重，先治其重，后治其表者。若《伤寒》太阳证，以医下之，续得下利，清谷不止，身疼痛者，急当四逆汤救里。清便自调，然后桂枝汤救表，同此类也。

下利，三部脉皆平，按之心下坚者，急下之，宜大承气汤。

论曰：《伤寒论》中此证坚作硬，成注曰：下利脉当微厥，今反和者，此为内实也。下利三部脉平者，已为实亦久。按之心下硬，则邪甚也，故宜大承气汤下之。观夫是证出于可下证中，连宿食下利及久便积一证，皆用大承气下之同出，恐亦为宿食所

结也欤。食与寒热不同，或不变其脉象，所以脉虽平而食当去之，然后利止。

下利，脉迟而滑者，实也，利未欲止，急下之，宜大承气汤。

论曰：此证亦出《伤寒》可下证中。注曰：脉迟者，食干物得之。滑者谷气实，脾胃伤食，不消水谷，是致下利者。若但以温中厚肠之药，利未必止，可与大承气去宿食，利自止矣。

下利，脉反滑者，当有所去，下乃愈，宜大承气汤。

论曰：此证与上证同出可下证，亦为宿食脉滑也，故云当有所去，而用大承气汤。

下利已瘥，至其年月日时复发者，以病不尽故也，当下之，宜大承气汤。

大承气汤方 方见痉病中

论曰：夫四时气之所感而为积者，必于所合之脏而蓄之。病下利已，去之不尽，非其时则所感之脏腑气不王，故积伏而不动。再遇其时则乘王而动，动则下利复作，以为肠胃病，宿积不尽，故当下去之。

下利便脓血者，桃花汤主之。

桃花汤方

赤石脂一斤，一半剉，一半筛末　干姜一两　粳米一升

上三味，以水七升，煮米令熟，去滓，温七合，纳赤石脂末方寸匕，日三服，若一服愈，余勿服。

论曰：此伤寒少阴证。少阴者，肾水也。肾寒则水盛，与血相搏，渗入肠间，积久化腐，遂成便脓血。成无己谓：下焦不约而里寒，用赤石脂方寸匕，日三服。若一服愈，余勿服之。涩以

固肠胃虚脱，干姜散寒，粳米补正，固尔。然赤石脂在血理血，在水消水，在脱则固，在泣则行。何以知其行泣也？本草用治难产胎衣不下，非血泣乎？干姜不惟散寒，且能益血止血。欲诸药入肠胃，必粳米引之也。虽然，便脓血所有不可固泣者，如云便脓血者可利，利所为行其气血乎？然气血欲行者不可涩，涩者不可行，二者实相反，仲景两出之，后人不可不审察也。若云成无己注是证谓：阳病下利便脓血者，协热也，少阴病下利便脓血者，下焦不约而里寒也。此大不然，岂阴经之病尽属其脏之寒，而不有邪热蓄之者？予谓病邪之相乘不可以一言穷其变，仲景不过互相举例，既出厥阴有热者，即可自彼而推此，不宜由仲景于少阴不复言热者，遽此注之，无乃惑后人乎。

下利谵语者，有燥屎也，小承气汤主之①。

小承气汤方

大黄四两　厚朴二两，炙　枳实大者三②枚，炙

上三味，以水四升，煮取一升二合，去滓，分温二服，得利则止。

论曰：《伤寒论》凡谵语燥屎，悉叙阳明证中，独此谓是厥阴病。成无己注曰：谵语燥屎为胃实，下利为肠虚，不言其在厥阴之由，岂撰次之误欤？余切疑焉。又尝考阳明证无下利病，惟与少阳合病者有之，谓少阳木克之而下利也。若其自利则以为阳下陷，经言其必死。然则《伤寒》以阳明无下利，而下利多出厥阴证者，将为阳明乃两阳合明，属之热已，其手经更属之燥金，且经气主合，于是燥热易于结闭，津液易于耗竭。更遇邪热入

---

① 下利谵语者……小承气汤主之：《金匮》此条在桃花汤证前。
② 三：原作"一"，据中科院本及《金匮》改。

腑，是以热甚为谵语，燥甚为屎结，在阳明不出下利证为此也，其厥阴者，乃两阴交尽，尽竭而后升，如邪热传入于阴，屈而未得升者，遂从其阴降而为下利矣，故下利证多归厥阴也。由是此证谵语燥屎属阳明者，而反在厥阴证中，盖阳明燥金屈其木不得伸，遂为厥阴下利之证也。厥阴尽而变升者，乃是苍天之气清净，清气贵乎发达，《内经》曰清气在下则生飧泄之类也。虽然，在伤寒邪热所传言之，则阳明无下利证固若是。自余条经气可属者言之，则阳明病下利亦多矣。何则？阳明与太阴为表里，尽属于湿。经曰：湿胜则濡泄。阳明又属燥金，一脏一腑，亦常更胜。太阴胜则内外俱湿，故身重而泻；阳明胜则燥热郁甚者，亦自有结屎焉，不必外传之热而后有也。若此者，亦宜下之，独伤寒证而已哉？

热利下重①者，白头翁汤主之。

白头翁汤方

白头翁二两　黄连　黄柏　秦皮各三两

上四味，以水七升，煮取二升，去滓，温服一升。不愈，更服。

论曰：此证亦出在《伤寒》厥阴证中。成无己注谓：热则伤气，气虚不利致后重，利则下焦虚，以纯苦之味坚之。虽然，后重不可概论。前条有下利脉沉弦者，下重为气虚寒不能升举故也。然则亦有热伤，其不可概论。有气虚不能升者，有气滞闭塞者，有血虚者，有血泣者。大孔痛亦然，大率皆以燥气外郁，束敛所致。刘河间谓：下利由燥郁肠胃之外，湿聚肠胃之内。又

---

① 下重：《金匮》作"重下"。

谓：血行则粪自止，气行则后重自除。诚哉斯言也。治后重无他法，燥郁解则后重愈。虽然，解燥郁必分寒热之微甚。热微用辛温以行气，热甚用苦寒以治热。张子和有歌曰休治风，休治燥，治得火时风燥了是也。血虚者补之，泣者行之，血调则气和，气和则郁解。以此言之，是后重者岂不因燥热郁束其气而然欤？用苦寒且可治其燥热，宁独坚其下焦之虚乎？观《要略》于下利一证，独引《伤寒论》少阴、厥阴二证者为多。然《伤寒论》中之证，必先指何经，而《要略》所引，皆去其经名，或节其所病之源。将是伤寒而有传变之故，必言其经与初之病，若杂病则不问其传否，随其所病处而云。故再以产后下利虚极，亦用白头翁汤者观之可见矣。

下利后，更烦，按之心下濡者，为虚烦也，栀子豉汤主之。

栀子豉汤方

栀子十四枚　香豉四合，绵裹

上二味，以水四升，煮栀子得二升半，纳豉，煮取一升半，去滓，分二服，温进一服，得吐则止。

论曰：按《伤寒论》若太阳病用药下后而虚烦者，仍叙太阳证中。此必自下利虚烦，不由他经，故叙厥阴证中。虽有二经之异，然于邪热乘虚入客病烦则一，故皆用栀豉汤之苦寒吐其客热也。

下利清谷，里寒外热，汗出而厥者，通脉四逆汤主之。

通脉四逆汤方

附子大者一枚，生用　干姜三两，强人可四两　甘草二两，炙

上三味，以水三升，煮取一斤二合，去滓，分温再服。

论曰：此厥阴证中里寒外热者，阴格阳于外也。阳不内和，

故下利清谷；阴不外和，故发身热。凡汗出于阴阳气和则热解，而此出于相格，故热不去而阳反虚。阳不能布于手足，以成厥不止者死，发热汗不止者亦死。而此二经兼之，犹可治者，为其厥未至阳绝，汗未至阴脱^①，故可治也。方解固见《明理论》已。然余于是证之用，尚有可言者。附子之热，走而不止，通行经脉，自里达表以至手足，止汗治厥也。干姜之热，止而不走，内守脏腑，消谷养正。甘草补中气，以和阴阳，解其拒格，更调二药之走止，合适其用也。

下利肺痛，紫参汤主之。

紫参汤方

紫参半斤　甘草三两

上二味，以水五升，先煮紫参，取二升，纳甘草，煮取一升半，分温三服。疑非仲景方。

论曰：下利，肠胃病也，乃曰肺痛，何哉？此必为大肠与肺合故也。大抵肠中积聚则肺气不行，与夫肺有所积，大肠亦不固，二者尝互出其病。所以因大肠病而气塞于肺者痛，肺之自有积者亦痛。痛必通之，其紫参者而皆治之，何则？本草谓主心腹积聚，疗肠胃中热，通九窍，利大小便，故用是逐其陈，开其道。佐以甘草，和其中外。气通则愈，积去则利止。与下条二方^②，注疑非仲景方者，将为二药非仲景尝用者欤？

气利，诃梨勒散主之。

诃梨勒散方

诃梨勒十枚，煨

---

① 未至阴脱：原作"未止阳脱"，据中科院本及文意改。
② 与下条二方：原作"与一条二方"，中科院本与《二注》无此句，据文意改。

上一味，为散，粥饮和，顿服。疑非仲景方。

论曰：治病有轻重，前之气利，惟通小便，此乃通大便，盖气结行阴阳处不同。举此二者以为例，互推而广之。六经皆得结而为利，各有其阴阳也。诃梨勒者有通有涩，通以下涎液，消宿食，破结气，涩以固肠脱。佐之粥饮引入肠胃，更补其虚也。

附　方

《千金翼》小承气汤

治大便不通，哕，数谵语。方见上。

《外台》黄芩汤

治干呕下利。

黄芩　人参　干姜各三两　桂枝一两　大枣十二枚　半夏半斤

上六味，以水七升，煮取三升，温分三服。

疮痈肠痈浸淫病脉证并治第十八

论一首　脉证三条　方五首

诸浮数脉，应当发热，而反洒淅恶寒，若有痛处，当发其痛。师曰：诸痈肿，欲知有脓无脓，以手掩肿上，热者为有脓，不热者为无脓。

肠痈之为病，其身甲错，腹皮急，按之濡，如肿状，腹无积聚，身无热，脉数，此为腹内有痈脓，薏苡附子败酱散主之。

薏苡附子败酱散方

薏苡仁十分　附子二分　败酱五分

上三味，杵为末，取方寸匕，以水二升，煎减半，顿服，小便当下。

肠痈者，少腹肿痞，按之即痛，如淋，小便自调，时时发热，自汗出，复恶寒。其脉迟紧者，脓未成，可下之，当有血。脉洪数者，脓已成，不可下也。大黄牡丹汤主之。

大黄牡丹汤方

大黄四两　牡丹①一两　桃仁五十个　瓜子半升②　芒硝三合

上五味，以水六升，煮取一升，去滓，纳芒硝，再煎沸，顿

---

① 牡丹：原作"牡丹皮"，据中科院本及《金匮》改。
② 半升：后原衍"栝蒌仁"，据中科院本及《金匮》删。

服之，有脓当下；如无脓，当下血。

问曰：寸口脉浮微而涩，然当亡血，若汗出，设不汗者云何？答曰：若身有疮，被刀斧所伤，亡血故也。

病金疮，王不留行散主之。

王不留行散方

王不留行十分，八月八日采　蒴藋细叶十分，七月七日采　桑东南根白皮，十分，三月三日采　甘草十八分　川椒二分，除目及闭口者，汗　黄芩二分　干姜二分　芍药二分　厚朴二分

上九味，桑根皮以上三味烧灰存性，勿令灰过，各别杵筛，合治之为散，服方寸匕。小疮即粉之，大疮但服之，产后亦可服。如风寒，桑东根勿取之。前三物皆阴干百日。

排脓散方

枳实十六枚　芍药六分　桔梗二分

上三味，杵为散，取鸡子黄一枚，以药散与鸡黄相等，揉和令相得，饮和服之，日一服。

排脓汤方

甘草二两　桔梗三两　生姜一两　大枣十枚

上四味，以水三升，煮取一升，温服五合，日再服。

浸淫疮，从口流向四肢者，可治；从四肢流来入口者，不可治。

论曰：从口向四肢，由上及下，由内及外，散也。火热散则易消，反聚则难治，因久久愈热也。经云：夏脉太过，令人肤痛为浸淫。盖夏脉洪大，心主火，脉主心也。故曰：三部洪数，心家热，舌上生疮唇破裂。然必非其时有其气则然。若立夏得洪大

脉，又非所论可知矣^①。

浸淫疮，黄连粉主之。方未见。

论曰：黄连泻手少阴之火，火去而气血自复矣^②。

---

① 论曰……又非所论可知矣：原脱，据《二注》补。
② 论曰……火去而气血自复矣：原脱，据《二注》补。

跌蹶手指臂肿转筋阴狐疝蛔虫病脉证治第十九

论一首　脉证一条　方四首

师曰：病跌蹶，其人但能前，不能却，刺腨^①入二寸，此太阳经伤也。病人当以手指臂肿动，此人身体眴眴者，藜芦甘草汤主之。

藜芦甘草汤方 未见

转筋之为病，其人臂脚直，脉上下行，微弦。转筋入腹者，鸡屎白散主之。

鸡屎白散方

鸡屎白

上一味，为散，取方寸匕，以水六合，和，温服。

阴狐疝气者，偏有小大，时时上下，蜘蛛散主之。

蜘蛛散方

蜘蛛十四枚，熬焦　桂枝半两

上二味，为散，取八分一匕，饮和服，日再服。蜜丸亦可。

论曰：厥阴之筋病也。狐，阴兽，善变化而藏。睾丸上下，有若狐之出入无时也。足厥阴之筋，上循阴股，结于阴器。筋结，故偏有大小，气病，故时时上下也。蜘蛛布网取物，其丝右

---

① 腨（shuàn 涮）：又称腓，小腿肚。

绕，从外而内，大风不坏，得乾金旋转之义，故主治风木之妖狐。配桂枝以宣散厥阴之气结①。

问曰：病腹痛有虫，其脉何以别之？师曰：腹中痛，其脉当沉。若弦，反洪大，故有蛔虫。

论曰：腹痛，中焦湿土之为病也。腹为阴，痛为阴类，故脉当沉。若脉弦，是见厥阴风木之象矣；反洪大者，风木盛而生火。风木之邪，贼伤中土，湿热不攘则生虫，故曰诸虫皆生于风也。东方生风，在地为木，在体为筋，在脏为肝，风伤筋，此因风伤而生虫，故虫乃厥阴肝筋之为病也。是以《伤寒》蛔厥在厥阴篇内，此章蛔痛列于筋病篇中②。

蛔虫之为病，令人吐涎，心痛发作有时，毒药不止，甘草粉蜜汤主之。

甘草粉蜜汤方

甘草二两　粉一两　蜜四两

上三味，以水三升，先煮甘草，取二升，去滓，纳粉、蜜，搅令和，煎如薄粥，温服一升，差即止。

论曰：夫饮食入胃，胃中有热则虫动，虫动则胃缓，胃缓则廉泉开，故吐涎。蛔上入膈，故心痛。蛔闻食臭出，得食则安，故发作有时也。毒药不止者，蛔恶之不食也。蛔喜甘，故用甘草、蜜之甘，随所欲而攻之。胡粉甘寒，主杀三虫，蛔得甘则头向上而喜食，食之即死，此反佐以取之也③。

蛔厥者，当吐蛔，今病者静而复时烦，此为脏寒，蛔上入

---

① 论曰……厥阴之气结：原脱，据《二注》补。
② 论曰……筋病篇中：原脱，据《二注》补。
③ 论曰……以取之也：原脱，据《二注》补。

膈，故烦，须臾复止，得食而呕，又烦者，蛔闻食臭出，其人常自吐蛔。

论曰：蛔厥者，病蛔而手足厥冷也。蛔厥者，当吐蛔。病者静而复时烦，此因肝脏寒而蛔上入膈，故烦。盖言蛔生于肝，因脏寒而上入于膈也。须臾复止，得食而呕又烦者，此蛔闻食臭而出于胃，故其人常自吐蛔。盖言蛔因风而生于肝，脏寒则上入膈，闻食臭则出于胃也[①]。

蛔厥者，乌梅丸主之。

乌梅丸方

乌梅三百枚　细辛六两　干姜十两　黄连一斤　当归四两　附子六两，炮　川椒四两，去汗　桂枝六两　人参　黄柏各六两

上十味，异捣筛[②]，合治之。以苦酒渍乌梅一宿，去核，蒸之五升米下，饭熟捣成泥，和药令相得，纳臼中，与蜜杵二千下，丸如梧桐子大，先食饮服十丸，日三服，稍加至二十丸。禁生冷滑臭等食。

论曰：乌梅味酸入肝，梅得先春之气，主助生阳而杀阴类。细辛发少阳之初阳，以助厥阴之化。当归启少阴之血液，以资肝脏所藏之荣。黄连配蜀椒，助心火以杀蛔，益子气也。附子配黄柏，资肾气以回厥，助母气也。干姜佐人参，补中焦而止呕。桂枝制风木，疏肝郁。阴阳和而厥逆回，风邪散而气血足，治蛔厥之法备已。蛔之化生，有若蜓蚰，生长极速[③]。

---

① 论曰……出于胃也：原脱，据《二注》补。
② 异捣筛：分别捣碎、筛末。
③ 论曰……生长极速：原脱，据《二注》补。

妇人妊娠病脉证并治第二十

证三条　方八首

师曰：妇人得平脉，阴脉小弱，其人渴，不能食，无寒热，名妊娠，桂枝汤主之。方见利中。于法六十日当有此证，设有医治逆者，却一月，加吐下者，则绝之。

论曰：平脉者，言其无病也。阴脉小弱，以其营气不足耳。凡感邪而营气不足者，则必恶寒发热，不妨于食。今无寒热而妨于食，是知妊娠矣。妊娠者，血聚气抟，经水不行，至六十日始凝成胎。斯时也，气血化于下，营气不足，卫不独行，壅实中焦而不能食，津液少布而渴，用桂枝汤益营和卫。设有医以下治，则更一月当化胚。若加吐下，复损其营，土亦失其养育。条芩、白术可也，芎、归可也，参、苓可也，但要益营生津，和中下二焦而已。

妇人宿有癥病，经断未及三月，而得漏下不止，胎动在脐上者，为癥痼害也①。妊娠六月动者，前三月经水利时，胎也。下血者，后断三月，血㽷也。所以血不止者，其癥不去故也。当下其癥，桂枝茯苓丸主之。

桂枝茯苓丸方

桂枝　茯苓　牡丹去心　桃仁去皮尖，熬　芍药各等分

上五味末之，炼蜜和丸，如兔屎大，每日食前服一丸。不知，加至三丸。

论曰：宿有癥痼内结，及至血聚成胎，而癥病发动，气淫于冲任，由是养胚之血不得停留，遂漏不止。癥在下逼其胎动于脐上，故曰癥痼害也。凡成胎妊者，一月血始聚，二月始胚，三月始胎，胎成始能动。今六月动者，前三月经水利时，胎下血者，未成也。后断三月，始胚以成胎，方能动。若血下不止，而癥未去故也，必当去其癥。《内经》曰：有故无殒，亦无殒也。癥去则胎安矣。桂枝、桃仁、丹皮、芍药能去恶血，茯苓亦利腰脐间血，虽为破血之剂，然有散有缓，有收有渗。结者散以桂枝之辛。肝藏血，血蓄者则肝急，缓以桃仁、丹皮之甘。阴气之发动者，收以芍药之酸。恶血既破，佐以茯苓之淡渗，利而行之。

夫人怀妊六七月，脉弦发热，其胎愈胀，腹痛恶寒者，少腹如扇。所以然者，子脏开故也，当以附子汤温其脏。方未见。

论曰：妊至六七月，筋骨强健之时，若其脉弦，弦为虚为寒，内格其阳于外而为发热，阴寒内逆而作胎胀。腹痛恶寒者，其内无阳，故子脏开，少腹如扇也。用附子复返其阳，以温其脏。方虽不见，必附子、姜、桂之属也。

---

① 也：《金匮》无此字。

师曰：妇人有漏下者，有半产后因续下血都不绝者，有妊娠下血者，假令妊娠腹中痛，为胞阻，胶艾汤主之。

芎归胶艾汤方一方加干姜一两，胡氏治妇人胞动，无干姜

芎劳二两　阿胶二两　甘草二两　艾叶三两　当归三两　芍药四两
干地黄四两

上七味，以水五升，清酒三升，合煮取三升，去滓，纳胶，令消尽，温服一升，日三服。不瘥，更作。

论曰：经水与结胎，皆冲任也，冲任乃肾之用事者也。肾属坎，坎有时与离会，则血满经水行，犹月之禀于日光为盈亏也。精有所施，心和内应，血即是从，故丁壬合而坎离交。二气凝结，变化胚胎矣。然持守其阴阳交合，长养成胎者，皆坤土资之也。阴阳抱负则不泻，坤土堤防则不漏。若宿有瘀浊客于冲任，则阴自结，不得与阳交合，故有时漏下半产不绝者。若妊娠胞阻者，为阳精内成胎，阴血外养胞。今阴血自结，与胎阻隔，不与阳和，独阴在内，作腹中痛下血，皆阴阳失于抱负，坤土失于堤防，用此方治之。芎、归辛温，宣通其阳血。芍药酸寒，宣通其阴血。阿胶之甘，而牛皮乃土畜之属金者，《内经》曰肺外合皮毛，皮毛生肾水，东垣谓其入于太阴、足少阳、厥阴。尝思之，在身气化成形，金石草木之药，终不如血肉之质同类者以养之。此方用胶安胎补血，塞其漏泄宜矣。甘草和阴阳，通血脉，缓中解急，其气内入，开利阴血之结而通于阳。地黄尤是补肾血之君药也。此方调经止崩，安胎养血，妙理无出此方。然加减又必从宜，若脉迟缓，阳胜于阴，则加姜、桂，若见数大，则当用黄芩。

妇人怀娠，腹中疠痛，当归芍药散主之。

当归芍药散方

当归三两　芍药一斤　茯苓四两　白术四两　泽泻半斤　芎䓖半斤，一作三两

上六味，杵为散，取方寸匕，酒和，日三服。

论曰：此与胞阻痛者不同。因脾土为木邪所克，谷气不举，湿淫下流，以寒抟阴血而痛也。用芍药数倍多于他药，以泻肝木，利阴寒，更与芎䓖、当归补血止痛，又佐茯苓等渗其湿以降于小便也。白术益脾燥湿，茯苓、泽泻行其所积从小便出。由此观之，内外六淫皆能伤胎成痛，不独湿而已，兹立一方，余可类推。

妊娠呕吐不止，干姜人参半夏丸主之。

干姜人参半夏丸方

干姜　人参各一两　半夏二两

上三味，末之，以生姜汁糊为丸，梧子大，饮服十丸，日三服。

论曰：此即后世所谓恶阻病也。先因脾胃虚弱，津液留停，蓄为痰饮。至妊二月之后，胚化成胎，浊气上冲，中焦不胜其逆，痰饮遂涌呕逆吐，中寒乃起。故用干姜止寒，人参补虚，半夏、生姜治痰散逆。

妊娠小便难，饮食如故，归母苦参丸主之。

当归贝母苦参丸方① 男子加滑石半两

当归　贝母　苦参各四两

上三味，末之，炼蜜丸，如小豆大，饮服三丸，加至十丸。

---

① 当归贝母苦参丸方：原脱"当""贝"二字，据中科院本及《金匮》补。

论曰：此小便难者，独膀胱热郁，气停成燥。病在下焦，不在中焦，所以饮食如故，故用当归和血润燥。贝母本草治热淋，以仲景陷胸汤观之，乃治肺金燥郁之剂。肺金是肾水之母，水之燥郁，由母气不化也。贝母非有大寒治热，以其郁解则热散；非有淡渗利水，以其结通则水行。苦参亦长于治热者，兼利窍逐水，遂佐贝母并行入膀胱以除热结也。

妊娠，有水气，身重，小便不利。洒淅恶寒，起即头眩，葵子茯苓散主之。

葵子茯苓散方

葵子一斤　茯苓三两①

上二味，杵为散，饮服方寸匕，日三服，小便利则愈。

论曰：膀胱者，内为胞室，主藏津液，气化出溺，外以经脉上行至头，为诸阳之表。今膀胱气不化，水溺不得出，外不利经肺，所以身重，洒淅恶寒，起即头眩。但利小便，则水去而经气行，表病自愈。用葵子直入膀胱，利癃闭，佐茯苓亦渗水药也。

妇人妊娠，宜常服当归散主之②。

当归散方

当归　黄芩　芍药　芎䓖各一斤　白术半斤

上五味，杵为散，酒③饮服方寸匕，日再。妊娠常服即易产，胎无苦疾，产后百病悉④主之。

论曰：《内经》：阴抟阳别，谓之有子。尺脉抟击者，由子宫

---

① 葵子一斤茯苓三两：原作"葵子茯苓各三两"，据中科院本及《金匮》改。

② 主之：原脱，据中科院本及《金匮》补。

③ 酒：原脱，据中科院本及《金匮》补。

④ 悉：原作"皆"，据《金匮》改。

之气血相抟而形于脉也。精留血裹，阴阳纽合，非动抟则不变化。而变化生于动，若静而不动，则不生不化。是故妊娠之血不可以静，静则凝，凝则泣，亏少则虚，皆不能与化胎之火相合。要其胎孕生化，必脉动抟，必先和其阴阳，利其气血。常服养胎之药，非唯安胎易产，且免产后诸病。芎、归、芍药安胎补血。白术之用有三：一者益胃，致胃气以养胎；二者胎系肾，肾恶燥，能燥湿而生津；三者能致中焦所化之新血，去脐腰间之陈瘀，若胎外之血因寒湿滞者皆解之。黄芩灭壮火而反于少，少火则可以生气，与脾土湿热来伤，及开血之闭塞，故为常服之剂。然当以脉虚弱迟数加减之，有病则可服，否则不必也。药者，但宜扶正攻邪，使其不偏，故《内经》云：味之所入，各归所喜，气增而久，夭之由也。

妊娠养胎，白术散主之。

白术散方见《外台》①

白术　芎䓖　蜀椒二分，去汗　牡蛎二分

上四味，杵为散，酒服一钱匕，日三服，夜一服。但苦痛，加芍药；心下毒痛，倍加芎䓖；心烦吐痛，不能食饮，加细辛一两，半夏大者二十枚。服之后，更以醋浆水服之。若呕，以醋浆水服之；后不解者，小麦汁服之；已后渴者，大麦粥服之。病虽愈，服之勿置。

论曰：四味药本草皆谓能去恶血，而养胎用之何也？盖血聚而后成胎，少遇邪则所聚之血将宿而不运，反类瘀血，必生新开陈，然后胎可安也。养胎不唯在血，而胎系于肾，养之又在乎

---

① 见《外台》：原脱，据《金匮》补。

胃，所以补其肾，调其胃。补肾固其精，调胃和其中。用白术调胃；蜀椒开痹，痹开则阳精至；牡蛎治崩，崩止则阳精固；川芎下入血海，运动胎血，破旧生新。或阴血不利，肝木为害，在内抑屈而痛者，泻以芍药之酸，宣通其阴。设直冲过而痛者，则散以芎劳之辛，宣通其阳。或夹瘀血之气，上逆于胃而胃中吐，烦不能食者，用细辛温中，去痰下气，半夏治心下急痛，和胃进食，止吐逆。若呕而不止者，由肝木不务德，舍己而妄动，小麦饮养其本气以安之。且又平气和胃止烦，一举两得。大麦主消渴，益气调中，故中气不足而渴者用之。

　　妇人伤胎，怀身腹满，不得小便，从腰①以下重，如有水气状，怀身七月，太阴当养不养，此心气实，当刺泻劳宫及关元，小便微利则愈。见《玉函》②。

　　论曰：《内经》：诸腹胀大，皆属于热。诸湿肿满，皆属于脾。三焦病者，腹满不得小便，溢则为水。心，上焦也，胎系于肾；肾，下焦也；脾，太阴也，中焦也。心之热独炎于上，而不下行于肾，肾之下焦因不得上和于心，皆由中焦太阴上下不交，谷气无所输，不得养其胎而成闭塞，上关不通则湿热并而为腹满，下关不利则腰以下如水状。刺劳宫，心气行矣；刺关元，肾气化矣。手足少阴交，则小便利矣。小便利，则中焦之满，下焦之重皆愈。

---

①腰：原作"身"，据《金匮》改。
②见玉函：原脱，据《金匮》补。

妇人产后病脉证治第二十一

论一首　证六条　方七首

问曰：新产妇人有三病，一者病痉，二者病郁冒，三者大便难，何谓也？师曰：新产血虚、多汗出、喜中风，故令病痉；亡血复汗、寒多，故令郁冒；亡津液、胃燥，故大便难。产妇郁冒，其脉微弱，不能食，大便反坚，但头汗出，所以然者，血虚而厥，厥而必冒。冒家欲解，必大汗出。以血虚下厥，孤阳上出，故头汗出。所以产妇喜汗出者，亡阴血虚，阳气独盛，故当汗出，阴阳乃复。大便坚，呕不能食，小柴胡汤主之。方见呕吐中。

病解能食，七八日更发热者，此为胃实，大承气汤主之。方见痉中。

产后腹中疠痛，当归生姜羊肉汤主之，并治腹中寒疝，虚劳不足。

当归生姜羊肉汤方见寒疝中

产后腹痛，烦满不得卧，枳实芍药散主之。

枳实芍药散方

枳实烧令黑，勿太过　芍药等分

上二味，杵为散，服方寸匕，日三服。并主痈脓，以麦粥下之。

论曰：仲景凡治腹痛多用芍药，何也？以其能治血气积聚，宣利脏腑，通则痛止也。阴气之散乱成痛，用此收之也，以其能除血痹之痛也，以其能缓中而止急痛也①。本草谓其主邪气腹痛，故多用之。盖五气之邪莫如厥阴肝木之性急暴，一有不平则曲直作痛。又肝为藏血之海，若血有痹结瘀积，则海不清而肝木之气塞矣。东方震木，出于纯阳者则璺②气发生，若出于散乱之阴，则肝木之气狂矣。木强直，更值邪气，则肝与之抟击矣。由此观之，芍药所治皆肝木也。虽曰治之，而亦补之。木之味酸，芍药亦酸，故又补之也，义见首篇。此方治疼痛，概可知矣。夫用芍药为主，佐以枳实，炒黑入血，破积聚，收阴缓中，逐陈致新。麦粥补下气，壮血脉也。

师曰：产妇腹痛，法当以枳实芍药散，假令不愈者，此为腹中有干血着脐下，宜下瘀血汤主之，亦主经水不利。

下瘀血汤方

大黄二两　桃仁二十枚　䗪虫二十枚，熬，去足

上三味，末之，炼蜜和为四丸，以酒一升，煎一丸，取八合，顿服之，新血下如豚肝。

论曰：血之燥干凝着者，非润燥荡涤不能去也。芍药、枳实不能治，用大黄将军之剂荡而除之。桃仁润燥，缓中破结。䗪虫下血闭。蜜补不足，止痛和营，缓大黄之急速，尤润燥也。与抵当汤同类，但少缓耳。

产后七八日，无太阳证，少腹坚痛，此恶露不尽。不大便，

---

① 而止急痛也：原脱，据中科院本及《二注》补。
② 璺（wèn 问）：裂纹。

烦躁发热，切脉微实，再倍发热，日晡时烦躁者，不食，食则谵语，至夜即愈，宜大承气汤主之。热在里，结在膀胱也。方见痉病中。

论曰：太阳为表，膀胱为里，七八日表证入里，故曰无太阳证。恶露已为病气所郁，不能尽去，邪因入里，与恶露相抟，结在膀胱而作小腹坚痛。下焦热极，故不大便，烦躁发热，更切其脉微实，再倍发热，日晡时烦躁者，邪又攻于胃，胃热则不食，食入则谷气之热更助，两热相并，故谵语。至夜愈者，产后血虚，邪易入血室，入血室则夜如见鬼状。言此以明其不在血室，而在膀胱，膀胱与胃合，故用大承气汤。

产后风，续之数十日不解，头微痛，恶寒，时时有热，心下闷，干呕汗出，虽久，阳旦证续在耳，可与阳旦汤。即桂枝汤，方见下利中。

论曰：伤寒病太阳证，头痛发热，汗出恶风者，桂枝汤主之。又太阳病八九日不解者，表证仍在，当发其汗，此治伤寒法。凡产后感于风寒诸证，皆不越其规矩。举此与上文大承气汤为表里之类耳。东垣治劳役饮食所伤夹外感者，亦名为两感，必顾胃气。《大全良方》谓新产去血，津液燥少，如有时气之类，当发汗，若麻黄决①不可用，取汗无令太过。《活人书》妇人诸病皆用四物汤，与所见证如阳旦汤之类，各随其所感而消息之。

产后，中风发热，面正赤，喘而头痛，竹叶汤主之。

竹叶汤方

竹叶一把　葛根三两　防风一两　桔梗　桂枝　人参　甘草各一

---

① 决：原后衍"明"字，于文意不通。据中科院本及《二注》改。

两　附子一枚，炮　大枣十五枚　生姜五两

　　上十味，以水一斗，煮取二升半，分温三服①，覆使汗出②。颈项强，用大附子一枚，破之如豆大，煎药扬去沫。呕者，加半夏半升，洗。

　　论曰：此证太阳上行至头表，阳明脉过膈上，循于面，二经合病，故如是。竹叶汤亦桂枝汤之变也。仲景凡治二经合病多加葛根，以葛根为阳明解肌药也。防风佐桂枝，去二经之风。竹叶主气上喘，桔梗佐竹叶利之。人参亦治喘，甘草和中。生姜、大枣行谷气，发营卫。谷气行，营卫和，则上下交济而汗出解矣。附子恐是后所加，治颈项强耳。颈项强，邪在太阳，禁固其筋脉不得屈伸，故用附子温经散寒湿，以佐葛根。若邪在胸中而呕，加半夏治之。

　　妇人乳中虚，烦乱呕逆，安中益气，竹皮大丸主之。

竹皮大丸方

　　生竹茹二分　石膏二分　桂枝一分　甘草七分　白薇一分③

　　上五味，末之，枣肉和丸，弹子大，以饮服一丸，日三夜二服。有热者，倍白薇；烦喘者，加柏实一分。

　　论曰：妇人以阴血上为乳汁，必藉谷气精微以成之。然乳房居胃土，阳明经脉之所过，乳汁去多则阴血乏而胃中亦虚，阴乏则火扰而神昏乱，胃虚则呕逆。用甘草泻心火，安中益气，石膏疗烦乱，竹皮主呕逆，桂枝利营气，通血脉，又宣导诸药，使无扞格之逆。柏实者，本草主恍惚虚烦，安五脏，益气。烦喘者，

----

① 分温三服：原作"温服分三服"，据《金匮》改。
② 覆使汗出：《金匮》作"温覆使汗出"。
③ 分：后原衍"一作柏实"，据《金匮》删。

为心中虚火动肺，故以柏实两安之。

产后，下利虚极，白头翁加甘草阿胶汤主之。

白头翁加甘草阿胶汤方

白头翁　甘草　阿胶各二两　秦皮　黄连　柏皮各三两

上六味，以水七升，煮取二升半，纳胶令消尽，分温三服。

论曰：伤寒厥阴证，热利下重者，白头翁汤治。四味尽苦寒，寒以治热，苦以坚肠胃。此产后气血两虚，因加阿胶补气血而利止，甘草缓中通血脉。然下利，血滞也。古人云：血行则利自止，甘草尤为要药，此方岂独治产后哉？

附　方

《千金》三物黄芩汤

治妇人在草蓐，自发露得风。四肢苦烦热，头痛者，与小柴胡汤。头不痛但烦者，此汤主之。

黄芩一两　苦参二两　干地黄四两

上三味，以水八升，煮取二升，温服一升，多吐下虫。

论曰：自发露，意谓自发衣露体得风，非邪外伤者，故不为自汗风病。盖产时天机开发，阴血泄下，阳气变动，五脏空虚，易于摇动，虽微风亦得中之。肝胆，厥阴、少阳火木之精，邪应脾主四肢，外感内应之风合化，淫于四末而作四肢苦烦热，上至于头作头痛。柴胡汤治少阳，若头不痛，是无表也，唯厥阴肝风热动，上膈作烦，用黄芩退热，苦参养肝胆，安五脏，定志益精除热，古人多用吐胸中烦热，熟地补血益肾水，则肝胆之火木宁矣，而虫得苦参之温亦吐下之。

《千金》内补当归建中汤

治妇人产后虚羸不足，腹中刺痛不止，吸吸少气，或苦少腹中急，摩痛引腰背，不能食饮。产后一月，日得服四五剂为善，令人强壮。

当归四两　桂枝三两　芍药六两　生姜三两　甘草二两　大枣十二枚

上六味，以水一斗，煮取三升，分温三服，一日令尽。若大虚，加饴糖六两，汤成纳之，于火上暖令饴消。若去血过多，崩漏内衄不止，加地黄六两，阿胶二两，合八味，汤成纳阿胶。若无当归，以芎䓖代之；若无生姜，以干姜代之。

论曰：产后血去，营卫俱虚，内不充于五脏，肝木妄作，腹中刺痛。上不充于膻中，遂吸吸少气，下不济于肾，肾脏急引作小腹痛，外连经脉，痛引腰脊。更不和于六腑，则不能食饮，人以谷气为养，不食则中气愈虚。用此汤益营卫，伐肝邪，补中和内外。方解小建中，故不赘。

妇人杂病脉证并治第二十二

论一首　脉证合十四条　方十六首

妇人中风七八日，续来寒热，发作有时，经水适断，此为热入血室。其血必结，故使如疟状，发作有时，小柴胡汤主之。方见呕吐中。

论曰：此下四条，皆出《伤寒论》中。成无己注云：中风七八日，邪气传里之时，本无寒热而续得寒热，经水适断者，为表邪入于血室，乘虚相抟而血结不行，经水所以断也。血气与邪分争，致寒热如疟而发作有时，与小柴胡汤以解传经之邪。

妇人伤寒发热，经水适来，昼日明了，暮则谵语，如见鬼状者，此为热入血室，治之无犯胃气及上二焦，必自愈。

论曰：成注：伤寒发热者，寒已成热也。经水适来则血室空虚，邪热乘虚入于血室。若在昼日，邪客于腑而与阳争也。暮则谵语，如见鬼状，是邪不入腑，入于血室而与阴争也。阳盛谵语则宜下，此热入血室，不可与下药犯其胃气。热入血室，血结寒热者，与小柴胡汤散邪发汗。热入血室，胸膈满如结胸状者，可刺期门穴。此虽入而无满结，故不可刺。必自愈者，以经行则热随血去，血下已则热邪悉除而愈矣。发汗为犯上焦者，发汗则动卫气，卫气出上焦也。刺期门而为犯中焦者，刺期门则动营气，营气出中焦也。

妇人中风，发热恶寒，经水适来，得之七八日，热除而脉迟，身凉和①，胸胁满，如结胸状，谵语者，此为热入血室也，当刺期门，随其实而泻②之。

论曰：成注：中风发热恶寒，表病也。若经水不来，表邪传里则入腑，而不入血室也。经水适来，血室空虚，至七八日邪气传里之时，更不入腑，乘虚而入血室。热除身凉脉迟者，邪气内陷而表证罢也。胸胁下满，如结胸状，谵语者，热入血室而里实。期门者，肝之募。肝主血，刺期门者，泻血室之热。审何经气实，更随其实而泻之。

阳明病，下血谵语者，此为热入血室，但头汗出，当刺期门，随其实而泻之，濈然汗出者愈。

论曰：成注：阳明病，热入血室，逼血下行，使下血谵语。阳明法当汗，以夺血者无汗，但头汗出也。刺期门以散血室之热，随其实而泻之，以除阳明之热。散邪除热，营卫得通，津液得复，濈然汗出解矣。《明理论》曰：冲是血室，妇人则随经而入，男子则阳明而传也。

妇人咽中如有炙脔，半夏厚朴汤主之。

半夏厚朴汤方《千金》作胸满③，心下坚，咽中怗怗④然，如有炙肉，吐之不出，吞之不下⑤。

半夏一升　厚朴三两　茯苓四两　生姜五两　干苏叶二两

----

① 和：原脱，据《金匮》补。
② 泻：《金匮》作"取"。
③ 胸满：原脱，据《金匮》补。
④ 怗怗：不和之貌。
⑤ 千金作胸满……吞之不下：此句原在"半夏厚朴汤主之"后，据《金匮》乙转至此。

上五味，以水七升，煮取四升，分温四服，日三夜一服①。

论曰：上焦阳也，卫气所治，贵通利而恶闭郁，郁则津液不行而积为痰涎。胆以咽为使，胆主决断，气属相火，遇七情至而不决，则火亦郁而不发，火郁则焰不达，焰不达则气如咽，与痰涎聚结胸中，故若炙脔。《千金》之证虽异，然亦此而致也。用半夏等药散郁化痰而已。

妇人脏躁，喜悲伤欲哭，象如神灵所作，数欠伸，甘麦大枣汤主之。

甘草小麦大枣汤方

甘草二两，一作三两　　小麦一升　　大枣十枚

上三味，以水六升，煮取三升，温分三服。亦补脾气。

论曰：《内经》以肺之声为哭。又曰：并于肺则悲。《灵枢》曰：悲哀动中则伤魂。此证因肝虚肺并，伤其魂而然也。盖肝，阳脏也；肺，阴脏也。阳舒而阴惨，肝木发生之气不胜，肃杀之邪并之，屈而不胜，生化之火被抑，扰乱于下，故发为脏躁，变为悲哭。所藏之魂不得并神出入，遂至妄乱，象如神凭。木气被抑而不前，筋骨拘束而不舒，故数作欠伸。然治相并之邪，必安之和之。用小麦养肝气止燥，大枣、甘草之甘以缓肝气之苦急，燥止急缓，则脏安而悲哭愈。然又曰亦补脾气者，有肝病先实脾，不惟畏其传，且脾实而肺得母气以安，庶不离位过中，而复下并矣。

妇人吐涎沫，医反下之，心下即痞，当先治其吐涎沫，小青龙汤主之。涎沫止，乃治痞，泻心汤主之。

---

① 分温四服，日三夜一服：原作"分温服三分"，据《金匮》改。

小青龙汤方见肺痈中

泻心汤方见惊悸中

论曰:《伤寒论》表不解，心下有水气者，用小青龙汤解表散水也。又曰：表未解，医反下之，阳明内陷，实则结胸，虚则心下痞。由此观之，吐涎沫者，盖由水气之为病，因反下之为痞。吐涎沫仍在，故先以小青龙汤治涎沫，然后以泻心汤除心下之痞热也。

妇人之病，因虚、积冷、结气，为诸经水断绝。至有历年，血寒积结胞门，寒伤经络，凝坚在上，呕吐涎唾，久成肺痈，形体损分。在中盘结，绕脐寒疝，或两胁疼痛，与脏相连，或结热中，痛在关元，脉数无疮，肌若鱼鳞，时着男子，非止女身。在下未多，经候不匀，冷阴掣痛，少腹恶寒，或引腰脊，下根气街，气冲急痛，膝胫疼烦，奄忽眩冒，状如厥癫，或有忧惨，悲伤多嗔，此皆带下，非有鬼神。久则羸瘦，脉虚多寒。三十六病，千变万端，审脉阴阳，虚实紧弦，行其针药，治危得安，其虽同病，脉各异源，子当辨记，勿谓不然。

论曰：夫阴阳之运动，有上下，有中外，有归宿，有唱顺。得其道则变化万象，各司其用，乖其宜则随所适而为病。然二者之病则以阴阳为主，由阳主动用以施化者也，而阴者惟虚其体以受之生育而已。若夫邪气在阴则凝结坚实，实则阳不得入而施化，致生诸病也，其病不可穷矣。仲景叙是数证，冷积下焦，以见变易无方也。然谓经水断绝，胞门寒伤，冷阴掣痛，少腹恶寒，或引腰脊，下根气街，气街急痛，膝胫痛烦，皆由阴积下焦，阳不得入，随所着冲任之脉而为病也。呕吐涎沫，久成肺痈者，必阴结在肾少阴经。其经上连于肺，水因溢上为涎沫，久逼上焦之阳，蓄以成肺痈也。绕脐寒疝，或两胁疼痛，与脏相连者，脐在人身正中而四脏应之，其四脏则应于上下左右，盖是生气所出之原，五脏皆于此受之。今为冷邪凝结，生气不发，正邪相击而作寒疝，脐间冷结，连及两胁少阳发生之分，并而疼痛，故曰与脏相连也。或谓热中，病在关元者，乃小肠火之募也，足三阴、任脉之所会。足三阴、任脉尽为积冷于小肠，火气不行而热郁在中，冷热相抟，故痛在关元。脉数无疮，肌若鱼鳞者，阴不化血，无以输脉生肌，滋润于外，徒是孤阳行脉，燥消皮毛耳。奄然眩冒，如厥癫者，为冲、任、督、阳跷之脉冲突而逆，阳乱于上，所以如尸厥、癫痫。或忧惨悲伤多嗔者，此在下肾肝脏结阴，而阳不入，精泄不固，下渗为带，魂不舒，志不宁故耳，非鬼神使之也。阴由冷积，营血内结，不与卫和，内外成病，求之于阴阳变易之道，可一言而尽乎？仲景叙其证，复为三十六病，千变万端，同脉异证，恐后人胶柱鼓瑟，而不由于阴阳变化之道也。

问曰：妇人年五十所[①]，病下利，数十日不止，暮即发热，少腹里急，腹满，手掌烦热，唇口干燥，何也？师曰：此病属带下。何以故？曾经半产，瘀血在少腹不去。何以知之？其证唇口干燥，故知之。当以温经汤主之。

温经汤方

吴茱萸三两　当归二两　芎䓖二两　芍药二两　人参二两　桂枝二两　阿胶二两　生姜二两　牡丹皮二两，去心　甘草二两　半夏半升　麦门冬一升，去心

---

① 所：表示不确定的数目。

上十二味，以水一斗，煮取三升，分温三服。亦主妇人少腹寒，久不受胎，兼取崩中去血，或月水来过多，及至期不来。

论曰：问下利不止，答属带下，何也？妇人二七天癸至，任脉通，太冲脉盛，月事以时下。七七太冲脉衰，天癸竭，地道不通，经水遂止。今年五十，经绝，胞闭塞，冲任不复输泻之时，所积瘀血自胞门化为带下，无所从出，大便属阴，故就大便为下利矣。考^①《大全良方》集是方^②出《千金》，治女人曾经小产，或带下三十六病，以或字分为二。《金匮》以带下属小产瘀血，岂带下三十六病无湿热之实邪，而尽属于虚寒之瘀血哉？盖为带脉居身形之半，求十二经^③络并奇经八脉，凡各经夹寒热之邪，过而伤之，动其冲任，则气血为之不化，心肾为之不交，变成赤白漏下。治之必审始感何邪，何经受害，为虚为实，发何病状，脉见何象，令在何若，随宜以权变治之可也。岂概云三十六病，尽切是方乎？终不若仲景之有源委，可为后世法也。盖小产是胞脉已虚，不能生新推陈，瘀积在下，而发生之气起于下焦，固脏之政亦司下焦。下焦瘀积既结于阴，则上焦之阳不入矣，遂成少腹里急，腹满。四脏既失政，则五液时下，其阳至春当行于阴而不得入，独浮于上为发热，为掌上烦，为唇口干燥。故必先开痹，破阴结，引阳行下，皆吴茱萸主之，益新推陈。又芎、归为臣，丹皮佐之。然推陈药固多，独用丹皮者，易老谓能治神志不足，血积胞中，心肾不交，非直达其处者不能通其神志之气。用半夏以解寒热之结，阿胶、人参补气血之不足，麦冬助丹皮引心气入

---

① 考：原脱，据《二注》补，中科院本作"按"。

② 集是方：原脱，据中科院本及《二注》补。

③ 经：原脱，据《二注》补。

阴，又治客热，唇口干燥，桂枝、生姜发达生化之气，甘草益元气，和诸药。妇人小腹寒不受胎者，崩中去血，皆因虚寒结阴而阳不得入耳，尽可治之。设有脉沉数而阳乘阴者，亦为带下不成孕，崩中去血等证，又乌可用是治之？必须辨脉也。

带下经水不利，少腹满痛，经一月再见者，土瓜根散主之。

土瓜根散方阴癞肿亦主之

土瓜根　芍药　桂枝　䗪虫各三两

上四味，杵为散，酒服方寸匕，日三服。

论曰：此亦因瘀血而病者。经水虽不利，一月再见之不同，皆冲任脉瘀血之病。土瓜根者，能通月水，消瘀血，生津液，津生即化血也。芍药主邪气腹痛，除血痹，开阴塞。桂枝通血脉，引阳气。蜜虫破血积，以酒行之。非独血积冲任者有是证，肝藏血，主化生之气，与冲任同病，而脉循阴器，任督脉亦结阴下，故皆用是汤治之。癞肿非唯男子之睾丸，妇人之阴户亦有之，多在产时瘀血流入作痛，下坠出户也。

寸口脉弦而大，弦则为减，大则为芤，减则为寒，芤则为虚，寒虚相搏，此名为革，妇人则半产漏下，旋覆花汤主之。

旋覆花汤方

旋覆花三两　葱十四茎　新绛少许

上三味，以水三升，煮取一升，顿服之。

论曰：此出《伤寒论》脉中，成注：弦则为减，减则为寒者，谓阳气少也。大则为芤，芤则为虚者，谓血不足也。所谓革者，言其既寒且虚，则气血改革不循常度。妇人得之为阴血虚，不能滋养，故主半产漏下。未尝明言弦大相搏之义，以三味观之，不得无疑。本草谓旋覆花主结气，胁下满，通血脉，去五脏间热，补中下气。葱白亦主寒热，安胎，除肝邪，二药更能止血。新绛未审何物，当是绯帛也。凡系帛皆理血，血之色红，用绛尤切于活血。肝为藏血，主生化，故冲任之脉成月事及胞胎者，皆统属之。三味药入肝理血，除邪散结，岂非以气阳也，血阴也，气少则无阳，无阳则寒，血虚则无阴，无阴则热，两虚相抟^①，以害其肝之生化欤？若不明其相抟，止谓虚，何以用旋覆花、葱白皆解客热之邪者，而不用温补其虚寒乎？

妇人陷经，漏下黑不解，胶姜汤主之。臣亿等校诸本无胶姜汤方，想是前妊娠中胶艾汤。

论曰：气唱而血从，则百脉流动，以候天癸。苟有邪以阻之，则血不从其气而自陷于血海。血海者，肾主之。肾者，寒水也。其色黑，是以漏下黑矣，犹《内经》所谓结阴下血也。方虽不见，胶、艾二物亦足治之。艾火于皮肤灸之，尚能内入，况服之而不自阳引入于阴乎？姜以散其结阴，开通腠理，致津液行气也。

妇人少腹满如敦状，小便微难而不渴，生后^②者，此为水与血俱结在血室也，大黄甘遂汤主之。

大黄甘遂汤方^③

大黄四两　阿胶　甘遂各二两

上三味，以水三升，煮取一升，顿服之，其血当下。

论曰：《内经》谓：水入于经，其血乃成。则血由水化，今

---

① 两虚相抟：原作"两相虚抟"，于文意不通，据《二注》及下句"若不明其相抟"乙转。中科院本作"两虚之寒热相抟"，亦通。

② 生后：原脱，据《金匮》补。

③ 方：原脱，据《金匮》补。

乃言血与水并，何哉？尝①思水有清浊，清则入经化血，浊则为溺为唾。苟因气化之乱，浊者入之，则不能化血而为血害。其精者，初虽为水而色白，至于坎离之交，从火化而变赤，如月之禀日光为盈亏，与阳随动，流转上下，行诸经络，与水异矣。水性虽能润下，苟下流不通，必注于泽。所以水失其道，入于血居，必停于脉，随其所止，止于肌表者作身肿，止于经骨作肢节肿，此止于血室，故作少腹如敦状。然血室虽与膀胱异道，膀胱是行水之府，水蓄血室，气有相感，故膀胱之气亦不化，而小便微难矣。若小便自如，而少腹如敦者，则不谓之水并，当是血积可知。用甘遂取其直达水停之处，大黄荡瘀血，阿胶引为血室之向导，且补其不足也。

　　妇人经水不利下，抵当汤主之。亦治男子膀胱满急有瘀血②者。

抵当汤方

水蛭三十个，熬　虻虫三十枚，熬，去足翅　桃仁二十个，去皮尖　大黄三两，酒浸

　　上四味，为末，以水五升，煮取三升，去滓，温服一升。

　　论曰：《伤寒论》阳明证，其人喜忘者，必有久瘀血，大便色黑，抵当汤主之。发热，下之不解，六七日不大便者，有瘀血，亦宜抵当汤。伤寒有热，少腹满，应小便不利，今反利者，为有血也，宜抵当丸。三者有病状而后立方，今止云经水不利一句，然经水不利岂尽血蓄不通而无虚损者哉？此必有蓄血形状，而出是方也。抵当汤义，《明理论》详之矣。

　　妇人经水闭不利，脏坚癖不止，中有干血，下白物，矾石丸

---

①尝：原作"当"，据中科院本及《二注》改。
②瘀血：原作"水"，据《金匮》改，中科院本亦作"瘀血"。

主之。

矾石丸方

矾石三分，烧　杏仁一分

上二味，末之，炼蜜和丸枣核大，纳脏中，剧者再纳之。

论曰：子宫血积，与不气和，故新血不至，遂成干血。坚癖外连于阴户，津液不行，化为白物。是用矾白石[①]消坚癖，破干血，杏仁利气开闭，润脏之燥，蜜以佐之，纳子户而药气可直达于子宫矣。设干血在冲任之海者，必服药下之，纳之不能去也。

妇人六十二种风，及腹中血气刺痛，红蓝花酒主之。

红蓝花酒方疑非仲景方

红蓝花[②]一两

上一味，以酒一大升，煎减半，顿服一半，未止，再服。

论曰：成注非仲景方。《伤寒论》以风寒二邪，必反复言其传变，然后出方。今乃云六十二种风，尽以一药治寒热虚实上下表里之异耶？非仲景法明矣。虽然，原其立方之旨，将为妇人以血为主，一月一泻，然后和平。若风邪与血凝抟，或不输血海以阻其月事，或不流转经络以闭其营卫，或内触脏腑以违其和，因随所止，遂有不一之病。所以治之，唯有破血通经，用红蓝花酒，血开气行，则风亦散矣。

妇人腹中诸疾痛，当归芍药散主之。

---

① 矾白石：中科院本作"矾石"，"白"疑衍。
② 红蓝花：原作"红花"，据《金匮》改。下同。

当归芍药散方见前妊娠中①

妇人腹中痛，小建中汤主之。

小建中汤方见前虚劳中

论曰：此腹痛者，由中气脾土不能升运阴阳，故二气乖离，肝木乘克而作痛。故用是汤补中伐木，通行阴阳也。

问曰：妇人病，饮食如故，烦热不得卧，而反倚息者，何也？师曰：此名转胞，不得溺也。以胞系了戾②，故致此病，但利小便则愈，宜肾气丸主之。

肾气丸方

干地黄八两　　薯蓣四两　　山茱萸四两　　泽泻三两　　茯苓三两　　牡丹皮三两　　桂枝一两　　附子一两，炮

上八味末之，炼蜜和丸，梧子大，酒下十五丸，加至二十五丸，日再服。

论曰：此方在虚劳中，治腰痛，小腹拘急，小便不利。此亦用之，何也？皆因肾虚用之，若微饮而短气者，亦用此利小便，则可见矣。转胞之病，为胞居膀胱之室内，因下焦气衰弱，唯内水湿在中，不得气化而出，遂致鼓急③。其胞因转筋不正，了戾其溺之系，水既不出，经气遂逆，上冲于肺，肺所主之营卫不得入于阴，蓄积于上，故烦热不得卧而倚息也。用此补肾则气化，气化则水行，湿气行则邪者降而愈矣。虽然，转胞之病岂尽由下焦肾虚所致耶？或中焦气虚，土湿下干害其胞，与上焦肺气壅塞，

---

① 当归芍药散方见前妊娠中："当归芍药散方"原脱，"见前妊娠中"在条文后，据《金匮》补改。下"小建中汤方""膏发煎方"同此。

② 了戾（lì 历）：萦回盘曲貌。

③ 鼓急：中科院本亦作"鼓急"，于文意当为"拘急"。

不化于下焦，或胎重压其胞，或忍溺入房者，皆足以成此病，必各求其所因以正治。

蛇床子散方

温阴中坐药。

蛇床子仁

上一味，末之，以白粉少许，和令相得，如枣大，绵裹纳之，自然温。

论曰：风寒入阴户，痹而成冷，故用蛇床子以起其阴分之阳，阳强则阴痹开而温矣。

少阴脉滑而数者，阴中即生疮。阴中蚀烂者，狼牙汤洗之。

狼牙汤方

狼牙三两

上一味，以水四升，煮取半升，以绵缠筋如茧，浸汤沥阴中，日四遍。

论曰：少阴脉滑，阴中血热也。湿热积阴户生疮，甚则虫出蚀烂。狼牙味苦酸咸，主邪热气杀人，后人疮药多用之。

胃气下泄，阴吹而正喧，此谷气之实也，膏发煎导之。

膏发煎方见黄疸中

论曰：阳明脉于宗筋，会于气街。若阳明不能升发谷气上升，变为浊邪，反泄利下，子宫受抑，气不上通，故从阴户作声而吹出。猪脂补下焦，生血开腠理，乱发通关格，关格通则中焦各得升降，而腠理开，气归故道矣。

小儿疳虫蚀齿方疑非仲景方

雄黄　葶苈

上二味，末之，取腊月猪脂熔，以槐枝绵裹头四五枚，点药烙之。

论曰：食肥啖美，积成内热。其热从阳明经络入齿根，与血相抟，久郁成疮，腐化为虫。虫者，风木之所化。用雄黄治风杀虫，发其郁伏之热，葶苈散结下壅，猪脂亦杀虫润开皮腠，槐枝通阳明之气。注云疑非仲景方，即非仲景，亦方之良者也。

杂疗方第二十三

论一首　证一条　方二十三^①首

退五脏虚热，四时加减柴胡饮子方

冬三月，加柴胡八分　白术八分　陈皮五分　大腹槟榔四枚，并皮子
用　生姜五分　桔梗七分

春三月，加枳实　减白术共六味

夏三月，加生姜三分　枳实五分　甘草三分，共八味

秋三月，加陈皮三分，共六味

上各哎咀，分为三贴，一贴以水三升，煮取二升，分温三
服；如人行四五里进一服，如四体壅，添甘草少许，每贴分作
小三贴，每小贴以水一升，煮取七合，温服，再合滓为一服。重
煮，都成四服。疑非仲景方。

长服诃梨勒丸方疑非仲景方

诃梨勒煨　陈皮　厚朴各三两

上三味，末之，炼蜜丸如梧子大，酒饮服二十丸，加至
三十丸。

三物备急丸方见《千金》。司空裴秀为散用亦可，先和成汁，乃倾口中，

---

① 二十三：《金匮》作"二十二"。

令从齿间得人，至良验

大黄一两　干姜一两　巴豆一两，去皮心熬，外研如脂

上药各须精新，先捣大黄、干姜为末，研巴豆内中，合治一千杵，用为散，蜜和丸亦佳，密器中贮之，莫令歇。

主心腹诸卒暴百病。若中恶客忤，心腹胀满，卒痛如锥刺，气急口禁，停尸卒死者，以缓水苦酒服大豆许三四丸。或不下，捧头起，灌令下咽，须臾当瘥。如未瘥，更与三丸，当腹中鸣，即吐下便瘥。若口噤，亦须折齿灌之。

治伤寒令愈不复，紫石寒食散方见《千金翼》

紫石英　白石英　赤石脂　钟乳研炼　栝蒌根　防风　桔梗
文蛤　鬼臼各十分　太乙余粮十分，烧　干姜　附子炮，去皮　桂枝去皮，各四分

上十三味，杵为散，酒服方寸匕。

救卒死方

薤捣汁，灌鼻中。

又方

雄鸡冠，割取血，管吹纳鼻中。

猪脂如鸡子大，苦酒一升，煮沸灌喉中。

鸡肝及血涂面上，以灰围四旁，立起。

大豆二七粒，以鸡子白并酒和，尽以吞之。

救卒死而壮热者方

矾石半斤，以水一斗半煮消，以渍脚，令没踝。

救卒死而目闭者方

骑牛临面，捣薤汁灌耳中，吹皂荚末鼻中，立效。

救卒死而张口反折者方

灸手足两爪后十四壮了，饮以五毒诸膏散。有巴豆者。

救卒死而四肢不收，失便者方

马屎一升，水三斗，煮取二斗以洗之。又取牛洞稀粪也。一升，温酒灌口中。灸心下一寸、脐上三寸、脐下四寸各一百壮，瘥。

救小儿卒死而吐利，不知是何病方

狗屎一丸，绞取汁以灌之；无湿者，水煮干者，取汁。

救尸蹶方 ①

尸蹶，脉动而无气，气闭不通，故静而死也，治方。脉证见上卷。

菖蒲屑纳鼻两孔中吹之，令人以桂屑着舌下。

又方

剔取左角发方寸，烧末，酒和，灌令入喉，立起。

救卒死，客忤死，还魂汤主之方《千金方》云：主卒忤鬼击飞尸，诸奄忽气绝，无复觉，或已无脉，口噤拗不开，去齿下汤。汤下口不下者，分病人发左右，捉搚 ② 肩引之。药下复增取一升，须臾立苏。

麻黄三两，去节，一方四两　　杏仁七十个，去皮尖　　甘草一两，炙，《千金》用桂心三两

上三味，以水八升，煮取三升，去滓，分令咽之，通治诸感忤。

又方

韭根一把　　乌梅二十枚　　吴茱萸半升，炒

---

① 救尸蹶方：原脱，据《金匮》补。

② 搚（xié 协）：击也。

上三味，以水一斗煮之，以病人栉^①纳中三沸，栉浮者生，沉者死，煮取三升，去滓分饮之。

救自缢死方^②

救自缢死，旦至暮，虽已冷，必可治；暮至旦，小难也，恐此当言阴气盛故也。然夏时夜短于昼，又热，犹应可治。又云：心下若微温者，一日以上，犹可治之方。

徐徐抱解，不得截绳，上下安被卧之，一人以脚踏其两肩，手少挽其发，常弦弦勿纵之；一人以手按据胸上，数动之；一人摩捋^③臂胫，屈伸之。若已僵，但渐渐强屈之，并按其腹。如此一炊顷，气从口出，呼吸眼开，而犹引按莫置，亦勿苦劳之。须臾，可少桂汤及粥清，含与之，令濡喉，渐渐能咽，及稍止，若向令两人以管吹其两耳，深好。此法最善，无不活也。

疗中暍方^④

凡中暍死，不可使得冷，得冷便死，疗之方。

屈草带绕暍人脐，使三两人溺其中，令温。亦可用热泥和屈草，亦可扣瓦碗底，按及车缸，以着暍人，取令溺，须得流去，此谓^⑤道路，穷卒无汤，当令溺其中，欲使多人溺，取令温，若汤便可与之，不可泥及车缸，恐此物冷。暍既在夏月，得热泥土，暖车缸，亦可用也。

救溺死方

取灶中灰两石余以埋人，从头至足，水出七孔，即活。

---

① 栉（zhì 制）：梳子和篦子的总称。
② 救自缢死方：原脱，据《金匮》补。
③ 捋（lǚ 吕）：用手指顺着抹过去。
④ 疗中暍方：原脱，据《金匮》补。
⑤ 谓：原作"为"，据《金匮》改。

上疗自缢溺暍之法，并出自张仲景为之，其意殊绝，殆非常情所及，本草所能关，实救人之大术矣。伤寒家数有暍病，非此遇热之暍。见《外台》《肘后》目。

治马坠及一切筋骨损方见《肘后方》

大黄一两，切，浸汤成下　绯帛如手大，烧灰　乱发如鸡子大，烧灰用久用炊单布一尺，烧灰　败蒲一握三寸　桃仁四十九枚，去皮尖，吃　甘草如中指节，炙剉

上七味，以童子小便，量多少，煎成汤，纳酒一大盏，次下大黄，去滓，分温三服。先剉败蒲席半领，煎汤浴，衣被盖覆，斯须，通利数行，痛楚立瘥。利及浴水赤，勿怪，即瘀血也。

禽兽鱼虫禁忌并治第二十四

论辨二首　合九十法　方二十二^①首

凡饮食滋味以养于生，食之有妨，反能为害，自非服药炼液，焉能不饮食乎？切见时人，不闲调摄，疾疢竞起。若不因食而生，苟全其生，须知切忌者矣。所食之味，有与病相宜，有与身为害，若得宜则益体，害则成疾，以此致危，例皆难疗。凡煮药饮汁以解毒者，虽云救急，不可热饮，诸毒病得热更甚，宜冷饮之。

肝病禁辛，心病禁咸，脾病禁酸，肺病禁苦，肾病禁甘。春不食肝，夏不食心，秋不食肺，冬不食肾，四季不食脾。辨曰：春不食肝者，为肝气王，脾气败，若食肝则又补肝，脾气败尤甚，不可救。又肝王之时，不可以死气入肝，恐伤魂也。若非王时即虚，以肝补之佳，余脏准此。

凡肝脏，自不可轻啖，自死者弥甚。

凡心皆为神识所舍，勿食之，使人来生复其报对矣。

凡肉及肝，落地不着尘土者，不可食之。

猪肉落水浮者，不可食。

诸肉及鱼，若狗不食，鸟不啄者，不可食。

---

① 二十二：《金匮》作"二十一"。

诸肉不干，火炙不动，见水自动者，不可食之。

肉中有朱点①者，不可食之。

六畜肉，热血不断者，不可食之。

父母及身本命肉，食之令人神魂不安。

食肥肉及热羹，不得饮冷水。

诸五脏及鱼，投地尘土不污者，不可食之。

秽饭、馁肉、臭鱼，食之皆伤人。

自死肉口闭者，不可食之。

六畜自死，皆疫死，则有毒，不可食之。

兽自死，北首及伏地者，食之杀人。

食生肉，饱饮乳，变成白虫。一作血蛊。

疫死牛肉，食之令病洞下，亦致坚积，宜利药下之。

脯藏米瓮中，有毒，及经夏食之，发肾病。

治自死六畜肉中毒方

黄柏屑，捣服方寸匕。

治食郁肉漏脯中毒方 郁肉，密器盖之，隔宿者是也。漏脯，茅屋漏下，

沾着者是也。

烧犬屎，酒服方寸匕，每服人乳汁亦良。饮生韭汁三升，
亦得。

治黍米中藏干脯，食之中毒方

大豆浓煮汁，饮数升即解，亦治狸肉漏脯等毒。

治食生肉中毒方

掘地深三尺，取其下土三升，以水五升，煮数沸，澄清汁，

---

① 朱点：中科院本作"珠点"，《金匮》作"米点"。

饮一升即愈。

治六畜鸟兽肝中毒方

水浸豆豉，绞取汁，服数升愈。

马脚无夜眼者，不可食之。

食酸马肉，不饮酒则杀人。

马肉不可热食，伤人心。

马鞍下肉，食之杀人。

白马黑头者，不可食之。

白马青蹄者，不可食之。

马肉、豚肉共食，饱醉卧，大忌。

驴、马肉合猪肉食之，成霍乱。

马肝及毛，不可妄食，中毒害人。

治马肝毒中人未死方

雄鼠粪二七粒，末之，水和服，日再服。屎尖者是。

又方

人垢，取方寸匕，服之佳。

治食马肉中毒欲死方

香豉二两　杏仁三两

又方

煮芦根汁，饮之良。

疫死牛，或目赤，或黄，食之大忌。

牛肉共猪肉食之，必作寸白虫。

青牛肠，不可合犬肉食之。

牛肺，从三月至五月，其中有虫如马尾，割去勿食，食则损人。

牛、羊、猪肉，皆不得以楮木、桑木蒸炙，食之令人腹内生虫。

啖蛇牛肉杀人，何以知之？啖蛇者，毛发向后顺者，是也。

治啖蛇牛肉，食之欲死方

饮人乳汁一升，立愈。

又方

以泔洗头，饮一升，愈。

牛肚细切，以水一斗，煮取一升，暖饮之，大汗出者愈。

治食牛肉中毒方

甘草煮汁，饮之即解。

羊肉其有宿热者，不可食之。

羊肉不可共生鱼酪，食之害人。

羊蹄甲中有珠子白者，名羊悬筋，食之令人癫。

白羊黑头，食其脑，作肠痈。

羊肝共生椒食之，破人五脏。

猪肉共羊肝和食之，令人心闷。猪肉以生胡荽同食，烂人脐。

猪脂不可合梅子食之。

猪肉和葵食之，少气。

鹿肉① 不可和蒲白作羹，食之发恶疮。

麋脂及梅、李子，若妊妇食之，令子青盲，男子伤精。

獐肉不可合虾及生菜、梅、李果食之，皆病人。

痼疾人不可食熊肉，令终身不愈。

---

① 肉：原作"人"，据《金匮》改。

白犬自死，不出舌者，食之害人。

食狗鼠余，令人发瘘疮。

治食犬肉不消，心下坚或腹胀，口干大渴，心急发热，妄语如狂，或洞下方

杏仁—升，合皮，熟，研用

上一味，以沸汤三升和取汁，分三服，利下肉片，大验。

妇人妊娠，不可食兔肉、山羊肉及鳖、鸡、鸭，令子无声音。

兔肉不可合白鸡肉食之，令人面发黄。

兔肉着干姜食之，成霍乱。

凡鸟自死，口不闭，翅不合者，不可食之。

诸禽肉肝青者，食之杀人。

鸡有六翮四距者，不可食之。

乌鸡白首者，不可食之。

鸡不可共胡蒜食之，滞气。一云鸡子。山鸡不可合鸟兽肉食之。

雉肉久食之，令人瘦。

鸭卵不可合鳖肉食之。

妇人妊娠，食雀肉，令子淫乱无耻。

雀肉不可合李子食之。

燕肉勿食，入水为蛟龙所啖。

鸟兽有中毒箭死者，其肉有毒，解之方

大豆煮汁，及盐汁，服之解。

鱼头正白，如连珠至脊上，食之杀人。

鱼头中无鳃者，不可食之，杀人。

鱼无肠胆者，不可食之，三年阴不起，女子绝生。

鱼头似有角者，不可食之。

鱼目合者，不可食之。

六甲①日，勿食鳞甲之物。

鱼不可合鸡肉食之。

鱼不得和鸬鹚肉食之。

鲤鱼鲊不可合小豆藿食之；其子不可合猪肝食之，害人。

鲤鱼不可合犬肉食之。

鲫鱼不可合猴雉肉食之。一云不可合猪肝食。

鳀鱼合鹿肉生食，令人筋甲缩。

青鱼鲊不可合生胡荽及生葵，并麦中食之。

鳅鳝不可合白犬血②食之。

龟肉不可合酒、果子食之。

鳖目凹陷者，及压下有王字形者，不可食之，又其肉不得合鸡、鸭子食之。

龟鳖肉不可合苋菜食之。

虾无须及腹下通黑，煮之反白者，不可食之。

食脍，饮乳酪，令人腹中生虫，为瘕。

脍食之，在心胸间不化，吐复不出，速下除之，久成癥病，治之方

橘皮一两　大黄二两　朴硝二两

上三味，以水一大升，煮至小升，顿服即消。

---

①六甲：用天干地支相配计算时日，其中有甲子、甲戌、甲申、甲午、甲辰、甲寅，故称，如女子"身怀六甲"。

②血：原作"肉"，据《金匮》改。

食鲙多，不消，结为癥病，治之方

马鞭草

上一味，捣汁饮之。或以姜叶汁饮之一升，亦消，又可服吐药吐之。

食鱼后食毒，两种烦乱，治之方

橘皮，浓煎汁，服之即解。

食鯸鲐鱼中毒方

芦根，煮汁，服之即解。

蟹目相向，足班目赤者，不可食之。

食蟹中毒，治之方

紫苏，煮汁，饮之三升。紫苏子捣汁，饮之亦良。

又方

冬瓜汁，饮二升，食冬瓜亦可。

凡蟹未遇霜，多毒，其熟者，乃可食之。

蜘蛛落食中，有毒，勿食之。

凡蜂、蝇、虫、蚁等，多集食上，食之致瘘。

果实菜谷禁忌并治第二十五

果子生食，生疮。

果子落地经宿，虫蚁食之者，人大忌食之。

生米停留多日，有损处，食之伤人。

桃子多食令人热，仍不得入水浴，令人病淋沥寒热病。

杏酪不熟，伤人。

梅多食，坏人齿。

李不可多食，令人胪①胀。林檎不可多食，令人百脉弱。

橘柚多食，令人口爽，不知五味。

梨不可多食，令人寒中，金疮、产妇，亦不宜食。

樱桃、杏多食，伤筋骨。

安石榴不可多食，损人肺。

胡桃不可多食，令人动痰饮。

生枣多食，令人热渴，气胀。寒热羸瘦者，弥不可食，伤人。

食诸果中毒治之方

猪骨_{烧灰}

上一味，末之，水服方寸匕，亦治马肝、漏脯等毒。

木耳赤色及仰生者，勿食。

---

①胪（lú 卢）：本义为皮，又指肚腹。胪胀，肚腹胀。

菌仰卷及赤色者，不可食。

食诸菌中毒，闷乱欲死，治之方

人粪汁，饮一升。土浆，饮一二升。大豆浓煮汁，饮之。服诸吐利药，并解。

食枫柱菌而哭不止，治之以前方。

误食野芋，烦毒欲死，治之以前方。其野芋根，山东人名魁芋。人种芋三年不收，亦成野芋，并杀人。

蜀椒闭口者有毒，误食之戟人咽喉，气病欲绝，或吐下白沫，身体痹冷，急治之方

肉桂，煎汁饮之。饮冷水一二升，或食蒜，或饮地浆，或浓煮豉汁饮之，并解。

正月勿食生葱，令人面生游风。

二月勿食蓼，伤人肾。

三月勿食小蒜，伤人志性。

四月、八月勿食胡荽，伤人神①。

五月勿食韭，令人乏气力。

五月五日勿食一切生菜，发百病。

六月、七月勿食茱萸，伤神气。

八月、九月勿食姜，伤人神。

十月勿食椒，损人心，伤心脉。

十一月、十二月勿食薤，令人多涕唾。

四季勿食生葵，令人饮食不化，发百病，非但食中，药中皆不可用，深宜慎之。

① 神：原作"肾"，据《金匮》改。

时病差未健，食生菜，手足必肿。

夜食生菜，不利人。

十月勿食被霜生菜，令人面无光，目涩心痛，腰疼，或发心疟。疟发时，手足十指爪皆青，困委。

葱韭初生芽者，食之伤人心气。

饮白酒，食生韭，令人病增。

生葱不可共蜜食之，杀人。独颗蒜弥忌。

枣合生葱食之，令人病。

生葱和雄鸡、雉、白犬肉食之，令人七窍经年流血。

食糖、蜜后四日内，食生葱、蒜，令人心痛。

夜食诸姜、蒜、葱等，伤人心。

芜菁根多食，令人气胀。

薤不可共牛肉作羹，食之成瘕病。韭亦然。

莼多病，动痔疾。

野苣不可同蜜食之，作内痔。

白苣不可共酪同食，作䘌虫。

黄瓜食之，发热病。

葵心不可食，伤人，叶尤冷，黄背赤茎者，勿食之。

胡荽久食之，令人多忘。

病人不可食胡荽及黄花菜。

芋不可多食，动病。

妊妇食姜，令子余指。

蓼多食，发心痛。

蓼和生鱼食之，令人夺气，阴咳疼痛。

芥菜不可共兔肉食之，成恶邪病。

小蒜多食，伤人心力。

食躁式躁方

豉，浓煮汁饮之。

钩吻与芹菜相似，误食之杀人，解之方《肘后》云：与茱萸、食芥①相似

荠苨八两

上一味，水六升，煮取二升，分温二服。钩吻生地仿屋草生②，其茎有毛者，以此别之。

菜中有水莨苕，叶圆而光，有毒。误食之，令人狂乱，状如中风，或吐血，治之方

甘草，煮汁，服之即解。

春秋二时，龙带精入芹菜中，人偶食之为病，发时手青腹满，痛不可忍，名蛟龙病，治之方③

硬糖二三升

上一味，日两度服之，吐出如蜥蜴三五枚，瘥。

食苦瓠中毒治之方

黍穰煮汁，数服之解。

扁豆，寒热者不可食之。

久食小豆，令人枯燥。

食大豆屑，忌啖猪肉。

大麦久食，令人作疥。

白黍米不可同饴、蜜食，亦不可合葵食之。

---

① 芥：《金匮》作芹。

② 仿屋草生：中科院本及《金匮》作"旁无他草"。

③ 治之方：后缺，据《金匮》补全此条。

荞麦面多食，令人发落。

盐多食，伤人肺。

食冷物，冰人齿。

食热物，勿饮冷水。

饮酒食生苍耳，令人心痛。

夏月大醉汗流，不得冷水洗着身，及使扇，即成病。

饮酒，大忌灸腹背，令人肠结。

醉后勿饱食，发寒热。

饮酒食猪肉，卧秫稻穰中，则发黄。

食饴，多饮酒，大忌。

凡水及酒，照见人影动者，不可饮之。

醋合酪食之，令人血瘕。

食白米粥，勿食生苍耳，成走疰。

食甜粥已，食盐即吐。

犀角筋搅饮食，沫出及浇地坟起者，食之杀人。

饮食中毒烦满治之方

苦参三两　苦酒一升半

上二味，煮三沸，三上三下，服之，吐食出，即瘥。或以水煮亦得。

又方

犀角汤亦佳。

贪食食多不消心腹坚满痛治之方

盐一升　水三升

上二味，煮令盐消，分三服，当吐出食，便瘥。

矾石，生入腹，破人心肝。亦禁水。

商陆，以水服，杀人。

葶苈子傅头疮，药成入脑，杀人。

水银入人耳及六畜等，皆死。以金银着耳边，水银则吐。

苦楝无子者杀人。

凡诸毒，多是假毒以投，不知时，宜煮甘草荠苨汁饮之，通除诸毒药。

校注后记

一、作者生平

赵良仁，字以德，元末明初著名医家。按浙江省浦江（宋室）庚午本《赵氏宗谱》卷之五"系图：元允宗仲士不善当崇必良"，赵良仁之先祖居汴州（今河南开封），出于赵宋皇室。第五世祖赵士翮，从高宗南渡，居睦州仕处州兵马钤辖赠武节大夫。第六世祖赵不玷，"授武义郎，自睦州而来，添监浦江县税务，因家县南仁杏巷，是为浦江赵氏始祖也"。赵良仁父必俊，"必三十八，即英一，钦召集贤院赐处梅石处士"；长兄"良本（良三十四）即永一，字立道，号太初子，仕婺州学正赠奉议大夫江西抚州同知"；次兄良贵"良三十六"；良仁，"良三十八，即永四，元末从官松江因家"；弟良贤，"良四十六，号太素处士"。据《浦阳赵氏宗谱·卷二·墓志铭·故梅石处士赵先生墓志铭》及《故梅石赵公夫人朱氏墓志铭》（民国庚午年重修）：梅石先生即赵必俊，其夫人朱德贞，有子男四人，长子良本；次良贵，早亡；三子，良仁；四子，良贤。女三人。

赵良仁父赵必俊，字用章，生于至元二十三年（1286），卒于洪武三年（1370），享寿八十有五。赵必俊娶同县朱德贞，生四子：良本、良贵、良仁、良贤；女三人：长女适楼偲，次女适戴良，幼女适周晏。戴良即名医戴元礼之叔父，著名文学家，也曾学医于朱丹溪。

赵良仁生于元延祐二年（1315），卒于明洪武二十八年（1395），享年八十一岁。其外婆家朱氏三世业医，以医处官。良仁幼时，尝侍读同乡大儒柳贯，柳于元至正元年（1341）奉诏赴京，授翰林待制。行前勉赵良仁从朱丹溪学医。于是，赵良本、赵良仁兄弟二人偕行。时良仁二十八岁，朱丹溪见他颖悟绝伦，遂授以《素问》《难经》之学，又因其志笃，乃尽以前人所发明者，而极言之。三年后，良仁遂从丹溪临证视药，切脉处方。逾二年，凡有来求治者，丹溪令良仁视诊，某是某非，则校正之。因此，良仁"从先生学十余年"，"治疗多奇效，名动浙西东"。至正七年（1347），良仁之妻刘氏得一子，取名友泰。遂辞师门，告归故里。至正九年（1349），妻刘氏病逝，良仁侍奉高堂，教养幼子，以医自娱。至正十三年（1353），良仁为谋生之计，去吴中，从官宪司，后张士诚据吴，下平江，数召良仁，皆不去。良仁念丹溪先生老矣，恐所授或有未尽，因挈家避居浦江故里，并再谒朱丹溪。丹溪授以太极阴阳消长之象，合《内经》之旨，人身五脏五行五常之理，六气造化主客之运，先儒养性之说，靡不备论。良仁尽得丹溪之传，造诣更深。至正十七年（1357）七月，张士诚请降于元，良仁复回吴中，并继娶长洲金氏，遂占籍长洲（江苏吴县）。金氏生三子：友仪、友同、友端。明洪武二十八年（1395）病卒，葬于松江凤凰山。其次子友同，字彦殊，承良仁业，以医显于世，洪武间荐授太医院御医，后参修《永乐大典》，并任副总裁，以文学崇祀乡贤。

《金匮方论衍义》为世之最早注《金匮》者，未有梓本行世，传抄甚少，又多遗阙。康熙初年，周扬俊得之，为其补缺加注，成《金匮玉函经二注》，即今之流传本。周扬俊《二注》自序曰："赵以德先生《衍义》，理明学博，意周虑审，本轩岐诸论，相为映照，合体用应变，互为参酌，庶几大道之理明也。惜乎未有梓本，读者甚少，到时候有遗编，注递颇缺。"陆心源《金匮衍义》跋曰："《金匮衍义》，元赵良撰。按：良字以德，仕履无考，藏书家均未著录。黄氏千顷堂仅载其名，不著卷数，盖亦未见原书也。康熙初，吴人周扬俊得其本，间有缺佚，自为补注，刊于长沙，名曰《金匮二注》，《衍义》之名遂晦。"

考光绪《浦江县志》，其卷十四《艺文志·书目》及卷九《人物志·方技》载："赵良本，字立道。从学吴莱，通经史大略，不专精章句，有得于心辄见于行事。柳贯命从朱震亨游。震亨儒者兼通医术，严毅不许可庸俗士。独喜良本，尽以术授之。"又："自号太初子……时洪武六年二月，其寿七十。"疑是把赵良本与赵良仁误为一人。郭霭春主编《中国分省医籍考》即以此为依据，著录"《金匮衍义》，元赵良本"。

北京图书馆1961年9月出版的《中国图书联合目录》载："《金匮方论衍义》，三卷，赵以德（良仁）衍义，抄本，藏于中国科学院图书馆。"中国中医科学院图书馆也藏有三卷《衍义》之抄本，据中国中医科学院图书馆馆藏书目所载，此本为清同治十二年（1873）抄本。其后，在杭州图书馆发现《金匮衍义方论补注》二卷（汉·张机方论，明·赵良衍义^①，明·陈之濂补注），共五册，惜其止于卷中《五脏风寒积聚病脉证并治》。

三、著作内容及学术特点

（一）著作内容

《金匮方论衍义》各卷内容基本按《金匮》原书编排，包括金匮方论衍义序、目录及正文25篇。全书各篇中，有十篇，即"血痹虚劳病脉证并治第六""肺痿肺痈咳嗽上气病脉证治第七""奔豚气病脉证治第八""胸痹心痛短气病脉证并治第九""腹满寒疝宿食病脉证治第十""疮痈肠痈浸淫病脉证并治第十八""趺蹶手指臂肿转筋阴狐疝蛔虫病脉证治第十九""杂疗方第二十三""禽兽鱼虫禁忌并治第二十四""果实菜谷禁忌并治第二十五"，仅有《金匮》原文，而无赵氏注解。在《金匮玉函经二注》中，"疮痈肠痈浸淫病脉证并治第十八""趺蹶手指臂肿转筋阴狐疝蛔虫病脉证治第十九"二篇的部分条文下，存有《衍义》内容，可以作参考。除这十篇外，其余各篇皆有"论曰"分条作注，近乎有文必注，甚为详明。《衍义》不但注重对《金匮》脉象的阐释和发挥，而且从疾病辨证角度，强调病因与体质因素对病证的影响，对方论的阐发也很有精辟独到之处，其间串讲仲景文意，释词释句，分析医理，对后世注释《金匮》的体例、途径、方法都有很大的影响，被称为是注解《金匮》的第一家，也曾被誉为衍义最精者。清·周扬俊评价赵氏注本"理明学博，意周虑审"。

---

① 赵良：此处原书即是赵良，保持原样式。

自张仲景《伤寒杂病论》传世之后，其书多有散佚，其中《伤寒论》部分幸赖晋·王叔和整理编次，保存较好，注者众多，堪比"百家注杜"。而《金匮》不仅发现得迟，注者也较《伤寒论》明显要少。赵以德师从金元四大家之朱丹溪，又深精《内经》《难经》等经典著作，旁通诸家，其《衍义》"理明学博，意周虑备，本岐轩诸论，相为映照，合本用应变，互为参酌，庶几大道之明也"。

1. 为《金匮》首注，理明学博

《伤寒杂病论》成书后，经历战乱动荡，原著散佚。书中伤寒部分，经晋·王叔和搜集整理编次，而成《伤寒论》，一直流传至今。杂病部分，直到宋代才被发现。北宋·王洙于宫廷馆阁"蠹简"中发现一部《金匮玉函要略方》，书为三卷，上卷论伤寒，中卷论杂病，下卷记载方剂及妇科。林亿等奉旨校订此书时，因伤寒部分已有王叔和整理的《伤寒论》，故删去上卷，保存中卷杂病及下卷论治妇人病的部分，又把下卷的方剂分列在相应的证候之下，重新编为上、中、下三卷，林亿等在校正《金匮要略》序中说："依旧名曰《金匮方论》。"赵氏生于元季，去宋未远，或有可能接触过王洙所发现的"馆阁本"，故而不署《金匮要略》，而题曰《金匮方论衍义》。这可以从内容上得到佐证，如"消渴小便利淋病脉证并治"篇中，茯苓戎盐汤之服法各本不一，但均作汤饮，唯《衍义》则曰："上三味为散，饮服五分匕，日三服。"与诸本不同。"五脏风寒积聚病脉证并治"篇在"脾死脏，浮之大坚"条下，有"臣亿等详五脏各有中风、中寒，今脾只载中风，肾中风、中寒俱不载者，以古文简乱极多，去古既远，无文可以补缀也"一节补注，系诸本所无。赵氏师从朱丹溪，精于理学，擅长于援理入医，喜用阴阳、五行、运气理论来阐释《金匮》意旨，并多处引用《尚书·洪范》《肘后方》《伤寒类要》《巢氏源候论》《三因极一病证方论》《类证活人书》及韵书等书籍，以及朱肱、刘完素、张元素、李东垣、朱丹溪等名家论述，据不完全统计有30余家，所以周扬俊称其"理明学博"。

2. 本岐轩诸论，相为映照

周扬俊评价赵以德《金匮方论衍义》"本岐轩诸论，相为映照"。陆心源《金匮衍义跋》（《四部总录医药编》转引自《仪顾堂题跋》）中也说："余读其书，于仲景立论制方推阐详晰，具有精义，可与成无己《伤寒论注》相抗衡。"成无己是第一个全面注释《伤寒论》的医家，采用的方式就是以经解论、以论证经之法。赵以德是第一个注解《金匮》的医家，在《衍义》中也采用了类似成无己以经解论的方式，使《内经》《金匮》内容"相为映照"，使《内经》之旨因《金匮》而彰，《金匮》之言因《内经》而明。据统计，《衍义》中直接提到《内经》有132处，提到《灵枢》有23处，其他注明"经谓""经云"等也有多处，如开篇"脏腑经络先后病证脉"首条，即云："经谓五脏相传者，必是脏气因邪并之，邪正相合，发动则有余，故得传于不胜也。今乃云肝虚之病，知其传脾。然肝虚必弱，弱则必为所胜者克，奚能传于不胜也？"对仲景"见肝之病，知肝传脾"条，以内经五脏相传的特点，来说明为什么会"肝传脾"。

3. 合体用应变，互为参酌

在《金匮要略·脏腑经络先后病脉证第一》中，仲景云"夫肝之病，补用酸"，这一条显然和《素问·脏气法时论》所说

"肝欲散，急食辛以散之，用辛补之，酸泻之"相反。赵以德注意到这一点，他从五脏体用不同而五味补泻也有不同的角度进行解释："人之五脏，从五行生数，配其奇偶，互成体用。……味之成者，为体；气之成者，为用，有诸体而行诸用。故肝木者必收之而后可散，非收则体不立，非散则用不行，用不行则衰，衰则从体而收，遂致体用所偏之气皆足以传于不胜也。偏于体不足者，必补酸以收之；偏于用不足者，必补辛以散之。故补体者必泻其用，补用者即泻其体。因知《内经》云辛补，为其用也；仲景云酸补，为其体也。"这一解释使看似矛盾的条文豁然开解，所以周扬俊赞之"合体用应变，互为参酌"。

综上所述，赵以德首注《金匮要略》，善于引用《内经》条文注仲景内容，相为映照，又广征博采，以宋、金、元时期诸多名家论述来注证《金匮要略》，为后世注解《金匮要略》提供了很好的典范，也为《金匮要略》流传后世起到了很重要的作用，可谓承前启后，继往开来，无愧于后人评价"自宋以后注《金匮》者，以德为最先，立说原本《灵》《素》，取证伤寒，发挥详审"（《续修四库全书提要》）。

《浙派中医丛书》总书目

原著系列

格致余论	规定药品考正·经验随录方
局方发挥	增订伪药条辨
本草衍义补遗	三因极一病证方论
丹溪先生金匮钩玄	察病指南
推求师意	读素问钞
金匮方论衍义	诊家枢要
温热经纬	本草纲目拾遗
随息居重订霍乱论	针灸资生经
王氏医案·王氏医案续编·王氏医案三编	针灸聚英
随息居饮食谱	针灸大成
时病论	灸法秘传
医家四要	宁坤秘笈
伤寒来苏全集	宋氏女科撮要
侣山堂类辩	产后编
伤寒论集注	树蕙编
本草乘雅半偈	医级
本草崇原	医林新论·恭寿堂诊集
医学真传	医林口谱六治秘书
医无闾子医贯	医灯续焰
邯郸遗稿	医学纲目
通俗伤寒论	

专题系列

丹溪学派	针灸学派
温病学派	乌镇医派
钱塘医派	宁波宋氏妇科
温补学派	姚梦兰中医内科
绍派伤寒	曲溪湾潘氏中医外科
永嘉医派	乐清瞿氏眼科
医经学派	富阳张氏骨科
本草学派	浙江何氏妇科
伤寒学派	

品牌系列

杨继洲针灸	王孟英
胡庆余堂	楼英中医药文化
方回春堂	朱丹溪中医药文化
浙八味	桐君传统中药文化